Dr. med. Iris Hauth
mit Oliver Kobold

KEINE ANGST!

Was wir gegen Ängste und Depressionen tun können

Eine Klinikleiterin erzählt

Berlin Verlag

Mehr über unsere Autoren und Bücher:
www.berlinverlag.de

MIX
Papier aus verantwortungsvollen Quellen
FSC® C014496

ISBN 978-3-8270-1376-7

Satz: psb, Berlin
Gesetzt aus der Minion und der Franklin Gothic
Druck und Bindung: GGP Media GmbH, Pößneck
Printed in Germany

Inhalt

Vorwort

»Es ist nicht möglich, etwas von dem klarzumachen, woran man krankt, es hängt aber vor allem damit zusammen, dass rundherum alle Leute keine Ahnung von einer derartigen Krankheit haben«, schrieb die Schriftstellerin Ingeborg Bachmann Mitte der 1960er-Jahre. Für sie war es eine Zeit der Depression und der Angst. Über fünfzig Jahre sind seither vergangen. Fiele Bachmanns Befund heute anders aus? Das ist nicht gesagt. Obwohl die Weltgesundheitsorganisation (WHO) davon ausgeht, dass schon im Jahr 2030 die Depression unter allen Volkskrankheiten den ersten Rang einnehmen wird, gibt es noch immer eine Scheu, über diese oder andere psychische Erkrankungen zu sprechen. Oft resultiert das Schweigen aus einem Mangel an Wissen. Doch nur ein offener, informierter Umgang mit psychischen Erkrankungen kann die Stigmatisierung Betroffener verhindern, die leider noch viel zu oft an der Tagesordnung ist.

Als Leiterin der größten psychiatrischen Klinik in Berlin habe ich täglich mit Menschen zu tun, die in einer psychischen Krise den Mut aufgebracht haben zu sagen: Ich brauche Hilfe. Und diese Hilfe gibt es. Anhand der beiden häufigsten psychischen Erkrankungen in Deutschland, der Depression und der Angststörung, möchte ich mit diesem Buch gesicherte Informationen über ihre Entstehung, ihren Verlauf und, vor allem, über ihre wirksame Behandlung geben. Leiten lasse ich mich dabei von den Fragen, die mir Patienten und Angehörige in den dreißig Jahren, in denen ich schon als Psychiaterin tätig bin, immer wieder gestellt haben.

Gleichzeitig möchte ich versuchen, einige Einblicke in den Alltag einer psychiatrischen Klinik zu geben. Ein Ort, an den viele Menschen mit Argwohn oder Angst denken. Ihn erzählend ein wenig zugänglicher zu machen – etwa durch die genaue Schilderung des Lebens und der Abläufe auf Station – kann, so meine Hoffnung, vielleicht ein wenig dazu beitragen, Vorurteile zu korrigieren oder sogar ganz aus der Welt zu schaffen. Sodass die Menschen etwas weniger Scheu haben, sich in einer Klinik helfen zu lassen, wenn es ihnen schlechtgeht.

Im Gegensatz zu allen anderen medizinischen Disziplinen befindet sich die Psychiatrie stets in engem Austausch mit aktuellen gesellschaftlichen oder politischen Entwicklungen. Als ehemalige Präsidentin der Deutschen Gesellschaft für Psychiatrie und Psychotherapie, Psychosomatik und Nervenheilkunde (DGPPN) konnte ich einige von ihnen im Austausch mit Politikern und Kollegen aus aller Welt diskutieren: Welche Auswirkungen haben die sich rapide verändernden Lebens- und Arbeitsgewohnheiten auf die seelische Gesundheit? Nehmen psychische Störungen in unserer immer unübersichtlicheren Welt zu? Wie lässt sich bei insgesamt steigendem Hilfebedarf weiterhin eine gute Versorgung gewährleisten? Hier warten auf das Fach in den nächsten Jahren spannende Aufgaben und große Herausforderungen.

Im Mittelpunkt steht jedoch immer der einzelne Mensch. Sein Leben, seine Geschichte, seine Gesundheit. Es gehört zu den schönsten Momenten unseres Berufs, eine tragfähige Beziehung zum Patienten aufzubauen und einander auf Augenhöhe im Gespräch zu begegnen. Die Patientengeschichten in diesem Buch sollen von solchen immer neu und überraschend verlaufenden Begegnungen erzählen.

Körperliche Fitness ist wichtig, die Erhaltung der seelischen Ausgeglichenheit und Gesundheit aber ist es nicht minder. Es gibt Frühwarnsymptome, die auf eine mögliche psychische Störung hindeuten können. Wer weiß, wie er sich vor zu großen Belastungen schützen kann, läuft weniger Gefahr zu erkranken. Mit einigen praktischen Tipps am Ende des Buchs möchte ich jeden Leser dazu ermutigen, etwas für seine psychische Widerstandskraft zu tun und dadurch in einer Balance zu bleiben, die ihn mit Zuversicht und ohne Angst durch den Alltag gehen lässt.

Iris Hauth, im Januar 2018

Kapitel 1
Man muss die Menschen lieben, sonst kann man nicht Psychiaterin sein

Der Wunsch zu helfen

Ich war sechs Jahre alt, als meine Mutter ihren ersten Asthma-Anfall erlitt. So ein Anfall kann eine ziemlich bedrohliche Angelegenheit sein, nicht nur für ein Kind, das ihn miterlebt. Die Betroffenen können nur noch mit Mühe Luft holen, aber noch viel schwerer fällt es ihnen, wieder auszuatmen. Ein Gefühl der Enge ergreift von ihnen Besitz, sie haben Angst zu ersticken und werden von Husten geschüttelt. Die Anfälle meiner Mutter steigerten sich mit den Jahren. Mein Vater war von der Situation überfordert und flüchtete aus dem Haus, wenn es wieder einmal so weit war. Ich aber blieb.

Mitte der 1960er-Jahre gab es noch keine speziellen Medikamente, die Asthma-Kranken im Notfall rasch und wirkungsvoll helfen konnten. Wenn mich meine Mutter bat, ihr etwas zum Einnehmen zu bringen, ging ich an den Schrank und holte, weil ich nichts anderes fand, Togal, obwohl das völlig wirkungslos war. Aber darauf kam es nicht an. Ich kochte ihr einen Kaffee und setzte mich zu ihr, auch wenn mich das Pfeifen ihrer Atmung und der Anblick ihres verkrampften Körpers noch so erschreckten. Ich blieb bei ihr und hielt alles aus. Und nach einer Weile wurde es tatsächlich besser. Meine Mutter erholte sich und bekam wieder normal Luft.

In diesen Stunden erlebte ich zum ersten Mal das, was Psychologen »Selbstwirksamkeit« nennen, also die auf Erfahrung fußende Gewissheit, auch schwierige Situationen durch Eigeninitiative in den Griff zu bekommen. Im Gegensatz zu meinem Vater war ich nicht davongelaufen, sondern hatte helfen können. Mein Dableiben, mein Aushalten und mein beruhigendes Reden hatten dazu beigetragen, die Not meiner Mutter zu lindern.

Heute bin ich überzeugt davon, dass diese frühen Erlebnisse meinen späteren Berufsweg vorgezeichnet haben. Sie weckten in mir den Wunsch, anderen Menschen zu helfen und sie nach Möglichkeit zu heilen. Kurz erwog ich, Psychologie zu studieren, doch dann entschloss ich mich dazu, Ärztin zu werden. Ich wollte mich mit beidem auskennen, dem Körper und der Psyche.

Während des Medizinstudiums bin ich hier und da ein wenig vom angestammten Weg abgekommen. Ich sah mich auch in anderen Fachrichtungen um. Die Gynäkologie interessierte mich. Babys auf die Welt zu helfen stellte ich mir sehr schön vor. Auch als Hausärztin zu arbeiten und so die Menschen in ihrem Alltag begleiten zu können, reizte mich, und ich absolvierte ein entsprechendes Praktikum. Aber als es am Ende des Studiums darum ging, neben den obligatorischen Fächern Innere Medizin und Chirurgie ein drittes zu wählen, entschied ich mich für die Psychiatrie. Der Kreis hatte sich geschlossen.

Mein Werdegang

Ich hatte Glück und fand nach dem Studium sofort eine Stelle, was zu Beginn der 1980er-Jahre gar nicht so einfach war. Ich landete in der Psychosomatik. Damals hielt ich das einfach für eine Laune des Schicksals, mittlerweile bin ich mir da nicht mehr so sicher. Angesichts der Erfahrungen mit meiner kranken Mutter erscheint es mir nun nicht ganz zufällig, dass ich mich intensiv mit der Wechselwirkung von körperlicher und psychischer Erkrankung beschäftigte. Oder genauer: mit Beschwerden des Körpers, die auch einen psychischen Hintergrund haben.

Auf der Station, auf der ich arbeitete, befanden sich vor allem Patienten mit Essstörungen. Meist waren es junge Frauen. Manche von ihnen wogen nicht einmal vierzig Kilo, die am schwersten Erkrankten waren zwischenzeitlich sogar dem Tode nahe. Mit diesen Frauen begann ich psychotherapeutisch zu arbeiten. Von Beginn an hielt ich die Psychotherapie für existenziell wichtig, auch als sie noch gar nicht in die Psychiatrie integriert war. Nur Medikamente zu geben konnte ich mir nicht vorstellen. Ich wollte immer auch in Beziehung gehen mit den Patienten, mit ihnen reden und ihnen auf Augenhöhe begegnen, um gemeinsam mit ihnen einen Weg heraus aus ihrem Leid zu finden.

Zu dieser Zeit gab es den Titel des Facharztes für Psychosomatik und Psychotherapie noch nicht, es gab nur den Facharzt für Psychiatrie oder Nervenheilkunde. Er beinhaltete auch die Ausbildung in Neurologie, für die ich sehr dankbar bin. Ich lernte das menschliche Nervensystem systematisch von der körperlichen, der somatischen Seite aus kennen. Die Patienten kamen, ich untersuchte sie, klopfte sie mit dem Reflexhammer ab, und je nachdem, welche Beschwerden von ihnen angegeben wurden, konnte ich diese systematisch einzelnen Nerven oder aber den Folgen eines Bandscheibenvorfalls zuordnen. Auch die Symptome für eine Parkinson-Erkrankung oder für Multiple Sklerose ließen sich mühelos erkennen. Alles war so klar. Um eine Entzündungserkrankung auszuschließen, führte man eine Liquorpunktion durch, also die Entnahme von Gehirn-Rückenmarks-Flüssigkeit. Und wenn man sich das Gehirn anschauen wollte, half einem die Computertomographie dabei, sich ein genaueres Bild zu machen. Weil ich in einer kleinen Klinik untergekommen war, konnte ich den ganzen Prozess begleiten, von der körperlichen Untersuchung bis zur Bildgebung. Heute, da die einzelnen Abteilungen im Krankenhaus unabhängig voneinander arbeiten, wäre das nicht mehr möglich.

Der Beruf des Psychiaters hat für mich stets diesen Reiz der Vielfalt behalten. Neben dem des Allgemeinmediziners fällt mir keine andere ärztliche Tätigkeit mit einem ähnlich großen Tätigkeitsfeld ein. Und im Gegensatz zu den Psychologen sind Psychiater eben Ärzte. Sie können körperliche Erkrankungen diagnostizieren und behandeln sowie aufgrund ihrer Ausbildung auch Medikamente verschreiben, ohne dass sie auf die andere Säule des Heilens, das Sprechen, verzichten müssen. Bei allem Medizinischen tragen wir sozusagen den weißen Kittel, doch in der Psychotherapie ziehen wir ihn aus und begeben uns immer aufs Neue in eine Interaktion von Mensch zu Mensch, in der man mit seinen Kenntnissen und Erfahrungen, aber auch mit der eigenen Person, mit dem, was man selbst an Menschlichkeit einbringt, etwas bewegen und bewirken kann.

Das Dilemma der Psychiatrie

Ein Psychiater-Kollege hat mir einmal von einer Patientin erzählt, die nach mehreren Wochen intensiver, nicht zuletzt psychotherapeutischer Behandlung voller Ungeduld ausgerufen hat: »So, jetzt möchte ich aber endlich mal mit einem Psychologen sprechen!« Eine Geschichte zum Schmunzeln, die aber das unterschiedliche Image beider Berufe verdeutlicht. Psychiater, heißt es oft, sperren die Leute weg oder verabreichen zumindest Medikamente, die abhängig machen, ruhig stellen und/oder die Persönlichkeit verändern; wohingegen Psychologen sich ganz dem Gespräch mit dem Patienten verschreiben. Und Gespräche genießen nun mal einen höheren Stellenwert als Tabletten.

Daher bin ich nicht unglücklich, wenn ich in Interviews gelegentlich auch zu leichteren Themen befragt werde, etwa wie man seinen Urlaub sinnvoll gestalten kann, was Liebeskummer im Körper so alles anzurichten vermag oder wie man ein Weihnachtsfest übersteht, wenn man ganz alleine ist. Eher banale Dinge, gewiss, und man könnte meinen, eine Psychiaterin solle sich mit derlei nicht abgeben. Doch es ist gut und wichtig, dass wir auch zu solchen Themen des Alltags Stellung beziehen. Das gibt uns die Möglichkeit, die Psychiatrie ein wenig aus der Schmuddelecke herauszuholen, in der sie für viele immer noch steckt.

Die Psychiatrie ist nicht nur Diagnostik und Therapie einer individuellen psychischen Erkrankung. Sie hat das Ganze im Blick, denn psychische Erkrankungen entstehen immer auch in einem psychosozialen Kontext. Damit verweisen sie auf die Lebensumstände eines Menschen und auf die sie beeinflussenden gesellschaftlichen Strömungen – seien es die Alltagsbedingungen in der Großstadt, seien es die Auswirkungen der Digitalisierung auf Arbeitswelt und Freizeit, die Folgen des demografischen Wandels oder die Herausforderungen durch die Zuwanderung.

Kaum ein anderes medizinisches Fach befasst sich ähnlich intensiv mit gesellschaftlichen Fragestellungen. Und gar keines ist wie die Psychiatrie zusätzlich mit ordnungspolitischen Aufgaben betraut. Denn das ist ja der Spagat, den unser Fach hinbekommen muss und der wohl auch verantwortlich ist für das schlechte Image, das es für viele besitzt. Wir sollen und wollen dem Einzelnen helfen, anderseits sollen wir aber auch Gefahren für die Öffentlichkeit abwenden, was mit hohen gesellschaftlichen Erwartungen verknüpft ist.

In dieses Dilemma geraten wir immer dann, wenn Patienten aufgrund einer schweren Erkrankung ihre Umwelt verkennen, sich verfolgt oder bedroht fühlen und aus Angst angespannt, bisweilen auch aggressiv auf ihre Mitmenschen reagieren. In so einer akuten Krankheitsphase sind diese Patienten nicht mehr selbstbestimmt. Wir haben dann die gesetzliche Verpflichtung, sie in unseren Kliniken unterbringen zu lassen. Dieses doppelte Anforderungsprofil bringt eine besondere Verantwortung mit sich. Kein anderer Arzt muss sich mit Fragen der Unterbringung oder der Behandlung gegen den erklärten Willen eines Patienten auseinandersetzen.

Daher werden uns auch Fragen der Ethik immer beschäftigen. Knapp zehn Prozent aller Patienten kommen nicht freiwillig in den stationären Bereich, sondern werden gegen ihren Willen in die Klinik gebracht, weil sie sich selbst oder andere gefährden. Ihre Behandlung führt zu einem oft schwierigen Abwägen zwischen der Autonomie des Erkrankten und der Aufgabe der Psychiatrie, Sorge für den Schutz des Einzelnen und der Allgemeinheit zu tragen.

Aspekte der seelischen Gesundheit, der Prävention oder des Heilens geraten oft an den Rand angesichts dieser von der Öffentlichkeit und den Medien mit großem Interesse wahrgenommenen Aufgaben. Insbesondere die Forensische Psychiatrie gerät dabei immer wieder in den Fokus. Sie befasst sich mit der Schuldfähigkeit von Straftätern, die ihre Tat als Folge einer psychischen Erkrankung begangen haben. Die von den Psychiatern erstellten Gutachten bilden die Grundlage für die Entscheidung der Gerichte, ob jemand ins Gefängnis kommt oder, wegen mangelnder Schuldfähigkeit, in eine forensische Klinik, also in den Maßregelvollzug. Jede Fehleinschätzung kann fatale Folgen haben, etwa die erneute Tat eines Patienten, der mit irrtümlich günstiger Prognose aus dem Maßregelvollzug entlassen wurde.

Einen eigentümlichen Platz in der öffentlichen Aufmerksamkeit nimmt auch die psychiatrische Klinik ein. Um sie ranken sich eine Menge Schauergeschichten und Mutmaßungen. Für viele Menschen ist sie ein düsterer, mit negativer Faszination aufgeladener Ort. Wenn man erst einmal drin ist, so lautet das Klischee, kommt man für lange, lange Zeit nicht mehr heraus. Man verschwindet einfach, und keinen interessiert es. Die Wände in der Klinik sind kahl, die Patienten sitzen teilnahmslos und mit matten Augen den ganzen Tag nur herum, wenn sie nicht von rabiatem Pflegepersonal herumgescheucht werden. Die Zeit vergeht quälend langsam. Man bekommt regelmäßig Spritzen und viel zu starke Tabletten, die jedes Aufbegehren gegen die menschenunwürdigen Zustände sinnlos erscheinen lassen. Versucht man es dennoch, wird man fixiert, festgeschnallt auf seinem Bett, und es werden einem von bösen Ärzten so lange Elektroschocks verabreicht, bis man wie ein Zombie durch die Gänge schleicht.

Das sind Vorstellungen, die ganz tief im kollektiven Gedächtnis verankert zu sein scheinen. Sie beruhen auf Filmen wie *Einer flog über das Kuckucksnest* mit Jack Nicholson, aber auch auf kritischen, manchmal reißerischen Berichten in Fernsehen und Zeitungen. Fast nie wird über all das Gelingende in den Kliniken berichtet, den ganz normalen Alltag, die gute und wirkungsvolle Arbeit von Ärzten, Pflegekräften und Therapeuten. Leser und Klicks generiert viel eher der reißerisch aufgemachte Einzelfall. Nach und nach verfestigen sich dann die negativen Eindrücke zu Vorurteilen, die nur noch schwer abzubauen sind. Das Fatale ist, dass sie sich nicht nur gegen psychiatrische Kliniken richten, sondern auch ganz allgemein gegen psychische Erkrankungen und, noch schlimmer, gegen die erkrankten Menschen, die doch dringend auf Verständnis und Unterstützung angewiesen sind.

Psychische Erkrankungen sind Volkskrankheiten

Wohl kaum ein Patient oder Angehöriger betritt ein psychiatrisches Krankenhaus leichten Herzens. Wer als Patient in die Klinik kommt, für den hat sich etwas verschoben. Er ist herausgefallen aus dem, was wir für gewöhnlich und ohne recht darüber nachzudenken »Normalität« nennen. Was immer »Normalität« auch heißen mag – eine Übereinkunft, wie man leben soll, ein reibungsloses Funktionieren, ein selbstständiges Meistern des Alltags.

Über dem Eingang des Alexianer St. Joseph-Krankenhauses in Berlin-Weißensee, das ich seit zwanzig Jahren leite, hat ein Glaskünstler eine Neonschrift angebracht: »Die Wildgans zieht allmählich der Hochebene zu«. Es sind Worte aus dem Taoismus, jener uralten chinesischen Religion, der es um den inneren Frieden, den rechten Weg und die Harmonie mit der Natur zu tun ist. Am Eingang einer katholischen Klinik mitten in Berlin steht für mich der Satz nicht nur für ein Miteinander der Lebensentwürfe, Weltanschauungen und Religionen. In ihm liegen auch Trost und Zuversicht. Der Weg in den Süden, der Hochebene zu, ist zwar lang, aber es ist möglich, ans Ziel zu kommen, wenn man sich auf sein Inneres verlässt. Und man kann Hilfe bekommen entlang des Weges. Die Wildgans fliegt nie allein, sondern findet Geleit und Schutz unter Ihresgleichen. So soll es auch den Menschen gehen, wenn sie in unsere Klinik kommen.

Eins steht fest: Wer bei uns Hilfe sucht, gehört zwar zu einer Minderheit. Aber zu einer verdammt großen. Über 800 000 Patienten zählen die psychiatrischen Kliniken Deutschlands Jahr für Jahr. Eine andere Zahl ist noch weitaus beeindruckender. Jeder dritte Mensch in Deutschland ist einmal im Jahr von einer psychischen Erkrankung betroffen, also beispielsweise von einer Depression oder einer Angststörung, um nur die beiden häufigsten zu nennen. Jeder Dritte. Man könnte also durchzählen in der Familie, im Bekanntenkreis: eins, zwei, DREI ... Jeder kann davon betroffen sein. Der Ehemann, die Schwester, die Kollegin, der Nachbar.

Die in Deutschland aufgrund psychischer Erkrankungen anfallenden direkten Kosten beliefen sich im Jahr 2015 auf 44 Milliarden Euro. Dieses Geld wurde aufgewendet, um die Behandlung und Rehabilitation von Menschen mit psychischen Störungen zu sichern, aber auch um Präventionsmaßnahmen zu treffen. Nur Erkrankungen des Kreislaufs und des Verdauungssystems verursachten höhere Kosten. Zudem steigt die Zahl der Menschen, die wegen einer psychischen Störung nicht mehr arbeiten können. Ihr Anteil an allen krankheitsbedingten Frühberentungen betrug 2016 schon 43 Prozent. Tendenz steigend.

Das sind nur Zahlen, alarmierend zwar, doch was sie aussagen, bleibt abstrakt. Erst wenn man sich klarmacht, dass sich hinter den Zahlen Millionen von Einzelschicksalen verbergen, bekommt die Statistik anschauliche Wucht. Da ist die Ehe, die aufgrund der Erkrankung eines

Partners eine immense Belastungsprobe erfährt. Da ist der berufliche Traum, der sich plötzlich zerschlägt, weil die Krankheit es unmöglich macht, die gestellten Aufgaben weiter zu erfüllen. Da ist die Familie, die langsam zerbricht, weil der Alltag aus den Fugen geraten ist. Und immer, sosehr sich die psychischen Störungen auch unterscheiden in Symptomatik und Schweregrad, sind da subjektives Leid und eine spürbare Beeinträchtigung der Fähigkeit, das Leben zu bewältigen. Manchmal wird die Beeinträchtigung als so stark empfunden, dass die Betroffenen sich dazu entschließen, nicht mehr weiterzuleben. 10 000 vollendete Suizide gibt es in Deutschland Jahr für Jahr. Neunzig Prozent davon werden von Menschen mit psychischen Erkrankungen begangen.

Stigmatisierung

Psychische Erkrankungen sind also längst Volkskrankheiten geworden, so wie Diabetes oder Rückenleiden. Nur möchte zu diesem Volk keiner gehören. Bekennt jemand auf einer Party, wegen seines Rückens in ärztlicher Behandlung zu sein, sind ihm das Interesse und die Anteilnahme der Umstehenden gewiss. Wohl nur sehr, sehr selten wird man aber jemanden auf derselben Party sagen hören: »Ich war gerade vier Wochen in der Psychiatrie wegen meiner Depression.« Täte er es, fielen die Reaktionen mit ziemlicher Sicherheit ein ganzes Stück anders aus.

Psychisch erkrankt zu sein, das bedeutet für die meisten neben dem schon immensen Leidensdruck, den die

Krankheit mit sich bringt, immer auch Angst. Angst vor der Reaktion der anderen. Wie wird sich das Umfeld verhalten, die Familie, der Chef, die beste Freundin? Noch immer werden psychisch Kranke stigmatisiert. In der Antike wurde das Stigma, also ein nach außen weithin sichtbares Zeichen, direkt in den Körper gebrannt. Die Öffentlichkeit sollte vor dem Träger des Zeichens gewarnt werden. Buchstäblich gebrandmarkt fristete der, sei es ein Verbrecher oder ein entlaufener Sklave, künftig sein Dasein als Ausgestoßener, der von den Menschen gemieden wurde.

Heute läuft die Stigmatisierung subtiler ab. Ein wie unmerkliches Abrücken im Freundeskreis; Menschen, die plötzlich auf Distanz gehen; ein schiefer Blick beim Sport; übertriebene Rücksichtnahme; vermeintlich gutgemeinte, doch in Wahrheit nur gönnerhafte Ratschläge; eine Versetzung oder gar Entlassung am Arbeitsplatz, weil auch dem längst Wiedergenesenen nichts mehr zugetraut wird. All das kommt einer Verurteilung gleich, auf die der Erkrankte mit Schamgefühlen und Selbstvorwürfen reagiert. Er sucht die Schuld bei sich, glaubt, nicht stark genug zu sein, sich zu wenig zusammenzureißen oder zu dramatisieren. Kein Wunder, dass daher lieber geschwiegen wird als geredet, lieber mit versteckten als mit offenen Karten gespielt wird. Der Prävention psychischer Störungen ist das genauso wenig zuträglich wie dem ganz spezifischen Verlauf der Krankheit des Einzelnen. Wer setzt sich schon gern der Gefahr aus, gemieden zu werden? »Eine psychische Krankheit wirkt wie eine Handgranate im Lebenslauf«, schrieb die Autorin Jana Simon einmal. Leider hat sie recht.

Das Empfinden von Ausgrenzung und Stigmatisierung ist nicht nur die rein subjektive Angelegenheit der Betroffenen. Es gibt Studien, die belegen, dass sich auf diesem Gebiet in den letzten Jahrzehnten kaum etwas zum Besseren gewendet hat. Einerseits hat das Wissen um die Ursachen psychischer Erkrankungen deutlich zugenommen, ob sie nun biologischer, psychologischer oder sozialer Natur sind. Die Ergebnisse dieser Forschung haben die Öffentlichkeit auch durchaus erreicht. Zudem ist die Akzeptanz professioneller Hilfe, die man in Anspruch nehmen kann, gestiegen. Nur haben die Erkrankten nichts davon. Da sind die Zahlen eindeutig.

Seit 1990 hat sich an der negativen Einstellung gegenüber Menschen mit psychischen Störungen nichts geändert. Vielleicht muss man schon froh sein, dass bei der Depression die Zahlen ungefähr gleich geblieben sind. In Bezug auf Schizophrenie hat sich die öffentliche Meinung nämlich sogar verschlechtert. »Möchten Sie einen Menschen mit Schizophrenie als Nachbarn oder Arbeitskollegen haben?« Da schüttelte ein Drittel der Befragten den Kopf und winkte ab. Über die Hälfte von ihnen konnte sich nicht vorstellen, mit einem Psychose-Kranken befreundet zu sein. Zu gefährlich, zu unheimlich, zu seltsam. Lieber Abstand halten.

Man hat Angst vor denen, die oft genug selbst nichts als Angst haben. Hartnäckig halten sich die Vorurteile, und es sieht so aus, als würden sie so schnell auch nicht verschwinden. Schizophren, das »ist« der Gewaltverbrecher, der Amokläufer, der Merkwürdige, der durch die Stadt läuft, vor sich hin brabbelt und nicht mehr ansprechbar scheint. Und brauchen wir eine Bestätigung für dieses Klischee, so liefert sie uns fast jeden Sonntag der Krimi zur besten Sendezeit. Das Bild des unberechenbaren, aggressiven »Verrückten«, den seine Krankheit zum Mord treibt, bleibt dem Betrachter im Gedächtnis, auch nachdem der Abspann lange schon gelaufen ist.

Das Label »Psychische Erkrankung«, mit dem zunehmend in der Öffentlichkeit sozial unerwünschtes Verhalten etikettiert wird, entlastet. Erschreckende Taten können damit erklärt, ihre Verursacher ausgegrenzt und der Psychiatrie überantwortet werden. Fragen nach eventuellen gesellschaftlichen Voraussetzungen oder gar Fehlentwicklungen stellen sich dann gar nicht erst. Wen wundert da der Argwohn, mit dem in der Öffentlichkeit auf psychisch Kranke geschaut, die Unsicherheit, mit der ihnen begegnet wird, und die Scheu der Betroffenen, über ihre Krankheit zu reden?

Um Ängste abzubauen, hilft am besten, wie immer in solchen Fällen, der direkte Kontakt. Hört man zu, wenn jemand erzählt, was es wirklich heißt, psychisch krank zu sein, und befasst man sich näher mit einem zunächst so seltsam anmutenden Verhalten, löst sich manches Klischee rasch in Wohlgefallen auf.

Fast genauso hilfreich ist es, Aufklärung zu betreiben. Wissen zu vermitteln. Immer und immer wieder aufs Neue. Unwissenheit ist der Boden, auf dem Vorurteile prächtig gedeihen können. Wir dürfen nicht aufhören damit, die Dinge zu erklären, richtigzustellen, zu kommunizieren. Mit jedem Wissenden, der kommt, geht ein Ängstlicher. Bei Krebs ist es in den letzten Jahrzehnten nicht zuletzt mithilfe von Aufklärungskampagnen sehr gut gelungen, die Krankheit aus dem gesellschaftlichen Abseits zu holen und ein öffentliches Bewusstsein für Früherkennung und Therapieformen zu schaffen. Die Krankheit hat mittlerweile jene Anrüchigkeit, die ihr lange Zeit anhaftete, verloren. Vielleicht gelingt uns das ja mit psychischen Erkrankungen eines Tages genauso gut.

Man sieht nur mit dem Herzen gut

Still ist es im Garten des Alexianer St. Joseph-Krankenhauses mit seinen schmalen gepflasterten Wegen zwischen den Rasenflächen, den alten Bäumen und den Parkbänken, von denen aus man das machtvolle Hauptgebäude mit seinen rötlichen Backsteinen sehen kann. So still, dass man es manchmal kaum glauben mag, dass nur wenige Meter vom Klinikgelände entfernt Tag und Nacht der Verkehr auf der Berliner Allee dahinfließt, die, von Prenzlauer Berg kommend, Weißensee durchschneidet.

Ich weiß noch, wie ich 1998 zum ersten Mal die Atmosphäre des Gartens, die besonders für Großstadtmenschen ein Aufatmen, eine erholsame Reizreduzierung ermöglicht, in mich aufgenommen habe. Zuvor hatte ich zwei Jahre am Landeskrankenhaus im brandenburgischen Teupitz gearbeitet, und jetzt also war ich hier, eine junge, tief im Westen sozialisierte Chefärztin, die es mit Menschen zu tun bekam, denen ein ganzes Land weggebrochen war, das sie vielleicht geliebt, vielleicht gehasst hatten.

Gehe ich morgens vom Parkplatz durch den Garten zu

meinem Büro, ergibt sich immer eine Gelegenheit für eine Begegnung mit Patienten. Manche sind noch müde, manche rauchen die erste Zigarette des Tages, und wieder andere eilen geradezu, weil ihre Therapiestunde gleich beginnt. Ich mag diese Morgenstimmung sehr. Am schönsten ist es, wenn sich spontan ein Gespräch ergibt. Leicht dahingesagte, doch nie oberflächliche Sätze, die im besten Sinne Normalität zum Ausdruck bringen. Besonders Psychose-Patienten kümmern sich nicht allzu sehr um Etikette oder Floskeln, sondern konfrontieren einen direkt mit dem, was sie wahrnehmen: »Oh, Sie haben aber heute ein schönes Kleid an!« Oder auch: »Mensch, Sie sehen heute aber schlecht aus!« Es sind kurze Unterhaltungen, jenseits von Visite und therapeutischem Dialog. Sie zeigen, dass da eben nicht nur eine Krankheit existiert und ein Therapieplan, sondern trotz allem immer auch ein Raum, wie klein er auch sein mag, in dem sich zwei Menschen begegnen und respektieren können, mit einem Nicken, einem Lächeln.

Als ich noch ganz am Beginn meiner beruflichen Laufbahn stand, erhielt ich von meinem damaligen Chefarzt eine Ausgabe des *Kleinen Prinzen* und dazu eine kleine Figur, einen Fuchs. Der Fuchs spielt bekanntlich in Saint-Exupérys Buch eine entscheidende Rolle, denn er entwirft im Zwiegespräch mit dem Kleinen Prinzen eine Lehre der Freundschaft und der Achtsamkeit: »Man sieht nur mit dem Herzen gut. Das Wesentliche ist für die Augen unsichtbar.« Berühmt gewordene Sätze, die sich mühelos, das wollte mir Dr. Faber mit seinem Geschenk klarmachen, auch auf das Verhältnis zwischen Arzt und Patient übertragen lassen.

Man muss die Menschen lieben, sonst kann man nicht Psychiaterin sein. Auch wenn jemand gerade noch so schwer zugänglich erscheint, muss man versuchen, mit ihm in Kontakt zu kommen und eine positive Beziehung zu ihm aufzubauen. Und man muss sich selbst lieben, eine positive Verinnerlichung haben. Nur dann schafft man es, mit manchmal schwierigen oder aggressiven Situationen einigermaßen gelassen umzugehen. Nur dann kann man dem Gegenüber auch etwas geben. Nicht zuletzt Hoffnung.

Ja, psychische Erkrankungen treten häufig auf. Jeder kann sie bekommen. Und sie sind oft schlimm, manchmal sehr schlimm. Aber sie lassen sich behandeln, vor allem mit Psychotherapie, aber auch mit Medikamenten. Zudem passiert gerade sehr viel in der Forschung. Auch die Versorgung der Erkrankten wird neu gedacht. Wir sind auf einem guten Weg, psychische Erkrankungen bald noch besser, noch individueller behandeln zu können. Es gibt Hoffnung. Wir müssen keine Angst haben.

Kapitel 2
Depressionen

Weniger »Rücken«, mehr Depression

Nehmen psychische Erkrankungen zu? Erkranken heute mehr Menschen als früher? Das werde ich immer wieder und auch mit gutem Grund gefragt. Die Vielzahl an entsprechenden Medienberichten und die Statistiken der Krankenkassen lassen in der Tat die Vermutung zu, dass wir weitaus mehr als früher in unsicheren und damit auch per se krankmachenden Zeiten leben. Alles scheint undurchschaubarer geworden zu sein. Haltgebende Strukturen brechen weg, die Welt und alles, was auf ihr geschieht, rückt uns nahe. Der Stresspegel steigt. Sollte man da nicht ganz zu Recht annehmen, dass sich das niederschlägt in einer immer größer werdenden Zahl psychisch Erkrankter?

Doch das stimmt nicht. Studien des Robert-Koch-Instituts zeigen eindeutig, dass die Häufigkeit psychischer Erkrankungen nicht zugenommen hat. Nicht in den letzten Jahren und nicht einmal in den vergangenen Jahrzehnten. Die Zahlen, die nur die tatsächliche Verbreitung der Erkrankungen erfassen, sind in all dieser Zeit ungefähr gleich geblieben.

Was sich jedoch ohne Zweifel geändert hat, ist das Hilfesuchverhalten der Menschen. Sie gehen öfter und früher zum Arzt. Zwischen 1998 und 2011 ist die Inanspruchnahme ärztlicher Leistungen aufgrund psychischer Erkrankungen um ein Viertel gestiegen. Das hat verschiedene Gründe. Manche von ihnen sind dabei durchaus positiv zu bewerten. Trotz aller Vorurteile gegenüber Menschen mit psychischen Erkrankungen, trotz aller noch immer offen oder verdeckt ablaufender Stigmatisierung haben immer mehr Betroffene den Mut, sich nach Hilfe umzusehen und Beratungs- beziehungsweise Therapieangebote anzunehmen. Es werden mehr ambulante Ärzte und Psychotherapeuten, aber auch stationäre Einrichtungen aufgesucht. Um dann dort auch zu bekennen: Mir geht es seelisch nicht gut.

Was im Umkehrschluss bedeutet: Wenn die Zahl psychischer Erkrankungen nicht zugenommen hat, dann sind die Menschen wegen psychischer Probleme in früheren Jahren weitaus seltener zum Arzt gegangen. Und so war es ja auch. Wenn jemand früher in eine Depression rutschte oder eine Krise, einen Konflikt hatte, wurde das etwa an seinem Arbeitsplatz noch eher toleriert. Es wurde hingenommen, dass jemand einige Wochen durchhing und nicht ganz so leistungsfähig war wie die anderen. Suchte er schließlich doch einen Arzt auf, wurde dem oft nur die halbe Wahrheit erzählt. Dann wurden die körperlichen Beschwerden, die beispielsweise eine Depression mit sich bringen kann, in den Vordergrund gestellt, und die fällige Krankschreibung erfolgte »wegen Rücken«, was nichts an der tatsächlichen Situation geändert hat. Heute dagegen wird ein vorübergehendes Schwachsein im Job fast nirgendwo mehr toleriert. Die gestiegenen Leistungsanforderungen lassen etwas anderes als ein möglichst reibungsloses Funktionieren nicht zu. Der Einzelne ist viel eher gezwungen als früher, sich Hilfe zu holen.

Der von der AOK initiierte »Fehlzeiten-Report 2017« spricht diesbezüglich eine deutliche Sprache. Während innerhalb der gesamten Gruppe der AOK-Versicherten, immerhin 26 Millionen Menschen, der Krankenstand im Jahr 2016 annähernd gleich blieb, stieg die Zahl der Krankschreibungen aufgrund psychischer Erkrankungen in den letzten zehn Jahren um achtzig Prozent. Wenig überraschend, dass sich dadurch auch die Fehltage zu einem neuen Hoch summierten. Nach den Muskel-Skelett-Erkrankungen liegen die psychischen Erkrankungen da schon auf Platz zwei. Denn mit den drei bis fünf Tagen, die man in der Regel bei einem körperlichen Leiden krankgeschrieben wird, ist es bei einer psychischen Störung meist nicht getan. Da liegt die Ausfallzeit deutlich höher, nämlich bei knapp 34 Tagen. Das führt wiederum zu den deutlich steigenden Kosten.

Es steht zu erwarten, dass der Hilfebedarf auch in den nächsten Jahren ansteigen wird. Gleichzeitig hat sich insbesondere auf Seiten der Hausärzte die Sensibilität für psychische Erkrankungen deutlich erhöht. Salopp gesagt: weniger »Rücken«, mehr Depression. Gegeben hat es sie immer schon, nur wird sie jetzt auch diagnostiziert. Manche meiner Kollegen befürchten sogar, dass das Pendel mittlerweile zu stark nach der anderen Seite ausschlagen könnte. Sie sprechen von einer drohenden »Über-Diagnostizierung« psychischer Erkrankungen.

Hilfe am Wochenende

Wer am Wochenende in eine Krise gerät, für den bleibt oft nur der Weg in die Klinik. Niedergelassene Psychiater und Psychotherapeuten haben samstags und sonntags ihre Praxis geschlossen, und auch den ärztlichen Bereitschaftsdienst der kassenärztlichen Vereinigungen anzurufen, wie man es bei akuten körperlichen Beschwerden tun würde, hätte wenig Sinn. Es käme ja dann eben kein für psychische Krisen geschulter Arzt, sondern vielleicht ein Allgemeinmediziner, der naturgemäß nicht viel mehr tun könnte als ein Beruhigungsmittel anzubieten.

Im Alexianer St. Joseph-Krankenhaus bekommen wir das veränderte Hilfesuchverhalten der Menschen gerade am Wochenende hautnah mit. Zwar gibt es in Berlin einen Krisendienst, der speziell für psychosoziale Notlagen eingerichtet wurde und bei dem man in akuten seelischen Notsituationen schnell, kostenlos und auf Wunsch auch anonym Hilfe bekommt. Nicht nur rund um die Uhr am Telefon. In neun Bezirken existieren zusätzlich Standorte, die man aufsuchen kann und die vom Nachmittag bis in die Nacht hinein geöffnet haben. In ganz dramatischen Fällen kommen Mitarbeiter des Krisendienstes sogar nach Hause. Ähnliche Einrichtungen gibt es auch in anderen Großstädten, doch leider wissen noch viel zu wenige Leute davon.

Von daher ist es gut, wenn sich die Menschen ein Herz fassen und in die Klinik fahren, wo sie zumindest schon mal eine Beratung oder ein entlastendes Gespräch bekommen können sowie eine Empfehlung, welche Hilfe für sie sinnvoll sein könnte. Der zunehmende Gebrauch dieser Möglichkeit zeigt uns auch, dass die Entstigmatisierung der Psychiatrie Fortschritte macht und die Schwelle, ein psychiatrisches Krankenhaus zu betreten, niedriger geworden ist.

Aber natürlich gibt es unter denen, die am Wochenende zu uns kommen, auch solche, die eher nicht in eine Klinik gehören, weil ihre Probleme dafür dann doch zu gering sind. Früher wäre wohl kaum jemand freiwillig »in die Klapse« gegangen, nur weil sein Privatleben gerade etwas in Schieflage geraten ist.

Immer wieder kommt es jedoch vor, dass sich Paare wegen einer eskalierenden Ehekrise an uns wenden. Oder Studenten, denen der Lernstress und die Angst vor der nächsten Prüfung so zusetzen, dass sie sich keinen anderen Rat mehr wissen, als bei uns Zuflucht zu suchen. Zu anderen Zeiten hätte diesen Menschen vielleicht schon ein Gespräch mit Freunden, mit der Familie oder auch mit dem Pfarrer dabei geholfen, den schlimmsten Leidensdruck zu lindern. In der Großstadt mit ihrer Vielzahl an Singlehaushalten scheint diese altmodische Möglichkeit der Konfliktbewältigung mehr und mehr wegzubrechen. Daher müssen eben wir manchmal den nicht mehr vorhandenen Rückzugsraum ins Persönliche und Vertraute ersetzen.

Um nicht missverstanden zu werden: Wer zu uns kommt, fühlt sich in Not und soll daher auch Hilfe bekommen. Eine Lebenskrise oder eine Befindlichkeitsstörung kann großes Leid verursachen und verlangt nach Erleichterung. Aber es liegt eben dann an uns zu schauen, was überhaupt ein Fall für die Behandlung in einer psychiatrischen Klinik ist. Auch braucht nicht jeder fünfzig oder achtzig Stunden Psychotherapie. Manchmal reicht es schon, dass man sich eine Stunde Zeit nimmt und einfach zuhört. Im klärenden Gespräch wird dann mitunter sehr schnell deutlich, dass sich hinter der aktuellen Krise etwas anderes verbirgt, etwa ein schon länger schwelender Konflikt, der sich mithilfe einer Beratung oder eines Coachings in den Griff bekommen lässt. Ein anderer Umgang mit dem Partner lässt sich lernen, ein verändertes Zeitmanagement im Studium, das zu weniger Stress führt, ebenso. Damit entlässt man die vielleicht schon nicht mehr ganz so entnervte Ehefrau, den schon etwas weniger verzweifelten Studenten und drückt ihnen zum Abschied einen Flyer mit Adressen von psychologischen Beratungsstellen oder Selbsthilfegruppen in die Hand. Und sagt: Gehen Sie doch da mal hin. Oder Ihre Krankenkasse bietet Entspannungskurse an, machen Sie das mal. Und wenn das alles nichts bringt und es Ihnen weiterhin schlechtgeht, können Sie gerne wiederkommen.

Man kann es ein gesellschaftliches Problem nennen, dass sich immer mehr Menschen, die sich in einer vorübergehenden Krise befinden und vielleicht kurzfristig nicht ganz so viel zu leisten vermögen wie gewohnt, sofort um professionelle Hilfe bemühen. Man kann darin die Angst erkennen, abgehängt zu werden, wenn das geforderte Arbeitspensum nicht mehr erbracht werden kann, das verstärkte Bemühen um Selbstoptimierung sowie die immer geringere Toleranz gegenüber Zuständen der Traurigkeit, der Angst oder des Stresses.

Dabei wäre gerade diese Toleranz ein wichtiger Baustein zur Förderung der Resilienz, also der seelischen und körperlichen Widerstandsfähigkeit, die einem dabei hilft, unbeschadet durch schwierige Zeiten zu kommen. Wenn man jedem Stimmungstief immer gleich mit dem ganz großen Besteck zu Leibe rückt, hat man nur wenig Handlungsspielraum, sollte es wirklich einmal knüppeldick kommen. Man darf nicht alles als pathologisch bezeichnen, was eine ganz normale menschliche Reaktion ist.

Wenn ich Stress habe, meine Tage bis zum Bersten gefüllt sind, mit Anspannung, mit Hetze, mit einem kaum zu bewältigenden Pensum, dann läuft auch mein Immunsystem auf Hochtouren. Kommt dann eine Pause, ein Urlaub, dann ist es ganz normal, dass der Motor erst einmal ins Stocken kommt und man etwa mit einem Infekt das Bett hüten muss. Der Körper nimmt sich eine Auszeit. Und wenn mich etwas bedrückt, wenn ich traurig bin, weil etwas Unvorhergesehenes passiert ist, das mich vorübergehend aus der Bahn wirft, dann ist auch das eine schlüssige Reaktion meiner Psyche. Ich muss nicht gegen sie ankämpfen oder sie gar als psychische Störung begreifen.

Wann beginnt eine psychische Krankheit?

Aber ich kenne natürlich auch die Sorge der Menschen, wenn sie während einer Phase der Niedergeschlagenheit in sich hineinhorchen, die Frage, die sie sich stellen: Woher weiß ich denn, ob das, was ich gerade erlebe, noch normal ist oder nicht vielmehr doch eine Erkrankung? Was ist bloße Verstimmung und was behandlungsbedürftige Krankheit?

Es sind Fragen, die auch die Experten beschäftigen und in den letzten Jahren zu teilweise hitzigen Diskussionen in der Öffentlichkeit geführt haben. Entzündet haben sie sich vor allem an der mittlerweile fünften Ausgabe des *Diagnostic and Statistical Manual of Mental Disorders* (DSM), einem ziemlich dicken Klassifikationshandbuch, das Ärzte in den USA in den Stand setzen soll, bestimmte Symptome bestimmten psychischen Krankheiten zuordnen und anschließend möglichst adäquat behandeln zu können. Im DSM wird genau festgelegt, ab welchem Punkt man von Erkrankung sprechen sollte.

Diese Grenzen bleiben jedoch nicht starr, sondern werden immer wieder neu gezogen. Galt dem DSM beispielsweise in den 1980ern ein Jahr des Trauerns nach dem Tod eines geliebten Menschen noch als normale Reaktion, wurde 1994 im DSM-4 diese Frist drastisch verkürzt. Wer nun länger als zwei Monate trauerte, bei dem konnte anhand der Kriterien des Handbuchs schon eine Depression diagnostiziert werden. Im neuen DSM-5 schließlich beträgt die als gesund eingestufte Zeit des Trauerns nur noch vierzehn Tage. Alles, was darüber liegt, gilt als psychische Störung.

Das ist ein Unding. Etwas wird als Krankheit gelabelt, das eigentlich eine ganz normale, sogar gesunde Trauerreaktion sein kann. Nicht umsonst hat man früher nach dem Tod eines nahen Angehörigen ein volles Jahr lang schwarze Kleidung getragen. Trauer braucht eben seine Zeit. Das sprichwörtliche Trauerjahr oder vielleicht auch länger, wer weiß das schon. Es gibt dafür keine Regeln, und das ist auch richtig so.

Wie bei der Depression wurden auch bei anderen psychischen Störungen die Schwellenwerte im DSM-5 gesenkt. Insbesondere der amerikanische Psychiater Allen Frances, früher selbst Vorsitzender der DSM-Kommission der amerikanischen Psychiater, hat die »Inflation psychiatrischer Diagnosen« scharf kritisiert und vor der Gefahr einer vermehrten Verordnung von Psychopharmaka gewarnt: »Wer nicht den Zustand vollkommenen Glücks erreicht, wer kein sorgenfreies Leben führt, gerät leicht in den Verdacht einer psychischen Störung. Unsere Ziele sind zu hoch gesteckt und unsere Erwartungen unrealistisch.«

Es wäre zu einfach, diese Diskussionen als typisch amerikanische abzutun, als Probleme einer Gesellschaft, deren Mitgliedern es mehr als alles andere darum zu tun ist, sich mit *happy pills* den Anschein fröhlicher Sorglosigkeit zu geben. Denn obwohl das DSM wie alle Klassifikationssysteme eine kulturelle Konvention darstellt, die auf die Gesellschaft verweist, aus der sie stammt, und damit sehr wohl ein amerikanisches Phänomen darstellt, müssen wir stets auch unsere eigenen Annahmen, Festlegungen und Leitlinien kritisch hinterfragen. Vor allem, wenn es um die Frage geht: Wann beginnt Krankheit?

Hier in Deutschland benutzen wir das DSM nicht. Als Klassifikationssystem dient uns wie auch international den meisten Ländern die von der Weltgesundheitsorganisation (WHO) herausgegebene *International Statistical Classification of Diseases and Related Health Problems*, deren aktuell noch bis Mitte 2018 gültige Ausgabe die zehnte ist, also

ICD-10. Trotz aller Schwierigkeiten, die wohl jedes Klassifikationssystem mit sich bringt – ohne kommt man nicht aus. Die Symptome psychischer Erkrankungen lassen sich nicht durch rein objektive Untersuchungsmethoden nachweisen. Man erkennt Angst nicht auf dem Röntgenbild, und eine Computertomographie enthüllt keine Depression. Man ist auf das stets individuelle und subjektive Erleben, Empfinden und Artikulieren des jeweiligen Patienten angewiesen. Daher brauchen Ärzte und Therapeuten gesicherte Kriterien, die das Subjektive objektivieren. Ihre Diagnosen müssen vergleichbar sein. Nur so lässt sich überhaupt sicherstellen, dass ein Arzt in Berlin und einer in München dasselbe meinen, wenn sie von einer »Depression« sprechen.

Es muss die Grenze zwischen »gesund« und »krank« geben, so willkürlich gezogen sie einem auch manchmal vorkommen mag. Denn nur wenn er von seinem Arzt als krank eingestuft wird, hat ein Patient Anspruch auf Hilfe, die ihm dann von den Krankenkassen und damit letztlich von der Solidargemeinschaft aller Beitragszahler finanziert wird.

Behandlung nach Leitlinien

Die in der ICD-10 niedergelegten Kriterien finden Eingang in die Leitlinien, die zu den meisten psychischen Erkrankungen existieren. Medizinische Leitlinien sind in einem aufwendigen Verfahren entwickelte Orientierungs- und Entscheidungshilfen für Ärzte, Therapeuten und sonstige mit der Behandlung von psychischen Erkrankungen befasste Berufsgruppen. Bei ihrer Entwicklung wirken neben Ärzten, Psychologen, Pflegekräften und anderen, die in Gesundheitsberufen tätig sind, auch Patienten und Angehörige mit.

Die S3-Leitlinie zur Depression (das Kürzel »S3« zeigt an, dass diese Leitlinie den höchsten methodischen Ansprüchen genügt) wurde federführend entwickelt von der Deutschen Gesellschaft für Psychiatrie und Psychotherapie, Psychosomatik und Nervenheilkunde (DGPPN), deren Präsidentin ich in den Jahren 2015 und 2016 war. Wir haben aber diese Arbeit nicht alleine gestemmt. Viele andere Fachgesellschaften und die Ärztekammer waren beteiligt, dazu kamen Betroffenen- und Angehörigen-Verbände. Sie alle haben dazu beigetragen, den aktuellen Stand der Forschung zu sichten und abzubilden. Auf dieser Grundlage fußen die in der Leitlinie enthaltenen Empfehlungen zur Behandlung von Menschen mit einer depressiven Episode.

Solch eine Leitlinie zu entwickeln ist nicht ganz billig. 120 000 Euro kommen da schnell zusammen. Und das nur für die Leitlinie zu einer psychischen Erkrankung, von denen es jedoch viele gibt. Zudem müssen Leitlinien alle fünf Jahre revidiert werden, denn die Forschung bleibt ja nicht stehen, und Erkenntnisse wandeln sich. Das kostet dann noch einmal einen hohen fünfstelligen Betrag. In Ländern wie Großbritannien kommt dafür der Staat auf, in Deutschland liegt alles in den Händen der ärztlichen Selbstverwaltung. Die DGPPN finanziert die Erstellung der Leitlinien für psychische Erkrankungen über Spenden und Mitgliedsbeiträge.

Mit den Leitlinien soll gewährleistet werden, dass die Erkenntnisse der Forschung auch den Alltag der Ärzte und Patienten erreichen. Zu unserem großen Kummer ist das jedoch oft nicht der Fall. Die Leitlinien kommen nur sehr schwer in der alltäglichen Versorgung an. Vor einigen Jahren erbrachte eine Studie das doch einigermaßen niederschmetternde Ergebnis, dass jeder Fünfte der gut fünf Millionen Menschen, die innerhalb eines Jahres von einer Depression betroffen sind, überhaupt keine Behandlung bekommt – entweder weil die Krankheit nicht erkannt oder nichts gegen sie unternommen wird; dass jeder Zweite an einer schweren Depression Erkrankte unzureichend behandelt wird; und dass die Behandlung nur eines jeden Vierten den Empfehlungen der Leitlinie folgt. Das mag seine Gründe teilweise im Verhalten der Patienten haben, von denen immer noch zu viele den Gang zum Arzt scheuen. Mehr aber noch in den Versäumnissen der Versorgung. Da muss dringend nachgebessert werden.

Ein Schritt in die richtige Richtung ist die Entwicklung von Qualitätsindikatoren. Während es in der somatischen Medizin bereits seit zehn Jahren solche Indikatoren gibt, die die Qualität der Versorgung erfassen und zu beurteilen erlauben, wird das in der Psychiatrie jetzt erst eingeführt. Zunächst nur für Psychose-Patienten, denen aber weitere Patientengruppen folgen sollen. Das Institut für Qualität und Transparenz im Gesundheitswesen (IQTIG) entwickelt die Indikatoren, die sich an den Empfehlungen der Leitlinie orientieren. Dann können beispielsweise Kliniken gezielt nach der Versorgung, die sie anbieten, befragt werden: Wurde der Patient genügend aufgeklärt? Hat der Patient

Psychotherapie bekommen? Wurden die Entlassung und die Weiterbehandlung im ambulanten Bereich ausreichend vorbereitet?

Bei nicht leitliniengerechter Versorgung riskieren die Kliniken und ambulanten Psychiater dann eine Ermahnung von der offiziellen Qualitätsstelle, was niemand so gerne hat. Vielleicht ändert sich auf diese Weise ja etwas zum Besseren. Schließlich kann es nicht sein, dass Menschen mit psychischen Erkrankungen aktuell noch immer viel zu häufig nicht die Behandlung bekommen, die ihnen am wirksamsten hilft.

Wie entsteht eine Depression?

Eine psychische Erkrankung wie die Depression lässt sich in den allermeisten Fällen nicht auf eine einzelne Ursache zurückführen. Bei ihrer Entstehung wirken verschiedene Aspekte zusammen, daher spricht man auch von einer multifaktoriellen Genese. Die durch eine körperliche Erkrankung oder durch die Nebenwirkung eines Medikaments ausgelöste Depression einmal außen vor – nach heutigem Erkenntnisstand geht man davon aus, dass sowohl biologische Faktoren als auch bestimmte familiäre Bedingungen, belastende Lebenserfahrungen sowie weitere Umweltfaktoren eine Rolle spielen. Ihr Zusammenwirken bestimmt das Ausmaß der Vulnerabilität, also der Anfälligkeit oder Verletzlichkeit eines Menschen.

Gesichert scheint das Wissen, dass sich das Erkrankungsrisiko für die nächsten Verwandten eines von einer depressiven Störung Betroffenen erhöht, vergleicht man es mit dem der Allgemeinbevölkerung. Bei eineiigen Zwillingen, die bekanntlich dieselbe genetische Ausstattung aufweisen, ist das Risiko deutlich höher als bei zweieiigen. Dieser Unterschied bleibt auch dann weitgehend bestehen, wenn die Geschwister getrennt voneinander aufwachsen. Es muss also eine genetische Prädisposition geben. Doch die eindeutig zu lokalisieren fällt schwer. Die Dinge liegen bei der Depression weitaus komplexer als bei anderen genetisch bedingten Erkrankungen. Es gibt nicht das klar zu benennende Depression-Gen. Vielmehr wurden mehrere Stellen auf unserem Genom identifiziert, die alle zusammenwirken müssen, um das genetische Depressionsrisiko entstehen zu lassen.

Eine erbliche Vorbelastung allein reicht aber nicht aus, um eine Depression auszulösen. Nur ungefähr dreißig bis vierzig Prozent des Risikos, an einer Depression zu erkranken, lassen sich auf genetische Unterschiede zwischen den Menschen zurückführen. Ohnehin sind wir unserem genetischen Code nicht schicksalhaft ausgeliefert. Gene wirken zwar auf unseren Körper und unser Gehirn und beeinflussen uns durch ihre Aktivität. Sie können aber mal mehr, mal weniger aktiv sein. Oder anders, bildlicher: Gene können an- und ausgeschaltet werden. Damit beschäftigt sich die Epigenetik. Sie untersucht die Wechselwirkungen zwischen unserem Erbgut und den Umweltfaktoren, die uns beeinflussen. Forscher konnten zeigen, dass die Aktivitäten der Gene sowohl durch unsere Erfahrungen als auch durch Umweltreize mitbestimmt werden. Es muss also etwas hinzukommen, damit die vorhandene genetische

Anfälligkeit überhaupt aktiviert wird, und damit sind bestimmte psychosoziale Faktoren gemeint.

Mitunter sind es frühkindliche, einschneidende Erlebnisse – ein Aufwachsen unter widrigen Bedingungen, der Verlust einer engen Bezugsperson –, die im späteren Leben zur Entstehung einer Depression beitragen können. Schon Sigmund Freud hat auf den Zusammenhang von frühkindlichem Erleben und späterer psychischer Störung hingewiesen. Aber auch andere belastende Ereignisse können eine Rolle spielen: eine Trennung, eine berufliche Krise, Arbeitslosigkeit, eine Gewalterfahrung, Einsamkeit, Armut oder das Gefühl, maximal belastet beziehungsweise überfordert zu sein. Schicksalsschläge, die keiner herannahen sieht, die aber doch jeden aus dem vollen Leben heraus ereilen können. Durch sie oder durch maximalen chronischen Stress kann, bei entsprechender genetischer Anfälligkeit, eine Depression ausgelöst werden. Umgekehrt bedeutet das auch, dass eine funktionierende Beziehung und ein mit Freude ausgeübter, sicherer Job hilfreiche Ressourcen sind, die die Widerstandskraft gegen Stress steigern und damit vor einer Erkrankung schützen können.

Nun ist Stress nicht per se etwas Schlechtes. Im Gegenteil. Stress warnt uns vor Gefahr und versetzt uns in die Lage, angemessen mit ihr umzugehen. Der Blutdruck steigt, unser Herz schlägt heftig, alle Organe werden stärker durchblutet, wir atmen schneller, spüren unsere Muskeln, und aus der Nebennierenrinde wird das Stresshormon Kortisol ausgeschüttet. Der Körper führt uns die dringend benötigte Energie zu und versetzt uns in die Lage, in einer brenzligen Situation angemessen reagieren zu können. Wir sind konzentriert, wach und zu Höchstleistungen fähig. Alles in uns schreit: Alarm!

Die Stressreaktion beamt uns dabei jedes Mal aufs Neue in unvordenkliche Zeit zurück, in Momente, in denen unsere Vorfahren sich wilden Tieren gegenübersahen und es nur die Alternative gab zwischen einer aggressiven Reaktion oder dem Entschluss, die Beine in die Hand zu nehmen. Heute sind wir über derlei elementare Entscheidungen meist hinaus, auch wenn es noch immer Situationen gibt, in denen wir uns blitzschnell für das Richtige entscheiden müssen. Beispielsweise wenn es gilt, einen Unfall im Straßenverkehr zu vermeiden. Dafür brauchen wir den durch Stress ausgelösten Aktivitätsschub.

Zur Belastung wird der Stress jedoch, wenn wir uns über längere Zeit in schweren beruflichen oder privaten Situationen befinden und das Gefühl haben, sie nicht kontrollieren zu können, ihnen mehr oder weniger hilflos ausgeliefert zu sein. Dann bleibt die Anspannung hoch, immer weiter wird Kortisol ausgeschüttet, und der Körper kann sich nicht mehr entspannen. Die Stressbewältigung versagt, das System läuft permanent auf Hochtouren und stößt über kurz oder lang an seine Grenzen. So können stressassoziierte Störungen wie die Depression, aber auch körperliche Erkrankungen entstehen.

Manchmal wird mir in Interviews die Frage gestellt: Ist die Anfälligkeit für Depressionen auch eine Charakterfrage? Ich antworte dann: Ein wenig schon. Früher sprach man vom *typus melancholicus* und meinte damit einen sehr sensiblen, gewissenhaften, leistungsorientierten Menschen mit einem hohen Anspruch an sich selbst. Wenn so ein Mensch meint, sich selbst nicht mehr gerecht werden und nicht mehr in der Weise funktionieren zu können, wie er das selbst von sich erwartet, reagiert er darauf mit Schuldgefühlen und depressiver Stimmung.

Durch den amerikanischen Psychologen Martin Seligman ist das Konzept der erlernten Hilflosigkeit bekannt geworden. Gelingt es Menschen nicht, vorausschauend auf negative Situationen zu reagieren, oder erleben sie des Öfteren ihre Ohnmacht bei deren Bewältigung, beginnen sie irgendwann zu resignieren. Sie glauben nicht mehr daran, die Dinge zum Positiven wenden zu können. Jeder neue Fehlschlag schreibt sich für sie in eine Geschichte persönlicher Niederlagen ein, für die sie immer nur sich selbst verantwortlich machen. Die eigene Hilflosigkeit wird schließlich von vornherein erwartet. Das depressive Muster wird sichtbar.

Ganz ähnlich begründet eine der großen anerkannten Therapierichtungen in Deutschland, nämlich die kognitive Verhaltenstherapie, die Depression. Nach ihrer Hypothese liegen depressiven Symptomen kognitive Störungen zugrunde, dysfunktionale Einstellungen, die zu automatisch ablaufenden negativen Gedanken über das Selbst, die Welt und die Zukunft führen. Die zweite große in Deutschland anerkannte Therapie ist die psychodynamische Psychotherapie. Sie erklärt die Entstehung von Depressionen durch ein gestörtes Selbstwertgefühl und problematisch gestaltete Beziehungen. Fazit: Weil bei Depressionen von keinem einheitlichen Krankheitsbild ausgegangen werden kann, lässt sich auch ihre Entstehung immer nur individuell, und zwar aus einer Wechselwirkung von genetischen, biologischen, psychischen und sozialen Faktoren erklären.

Woran erkennt man eine Depression?

Aber was ist überhaupt eine Depression? Und woran kann man sie erkennen? Jeder kennt Phasen der Traurigkeit, der Verstimmtheit, der Verzweiflung, ohne dass es angebracht wäre, jedes Mal von einer depressiven Episode zu sprechen. In der ICD-10 werden Depressionen innerhalb der Kategorie »Affektive Störungen« erfasst. Das heißt, es geht um eine grundlegende Veränderung der Stimmung. Das lateinische Wort *deprimere*, das in »Depression« steckt, heißt wörtlich übersetzt »niederdrücken«, und das beschreibt sehr gut das durch die Krankheit veränderte seelische Befinden, das Herabgestimmte, Geduckte und Belastete.

Eine für jeden leicht handhabbare und schnell auszuführende Möglichkeit, um sich zumindest erste Klarheit zu verschaffen, gibt der in der Leitlinie enthaltene »Zwei-Fragen-Test«. Manchen Fachleuten erscheint er zu wenig aussagekräftig, aber ich halte ihn für sehr hilfreich, wenn es darum geht, eine Grundaufmerksamkeit herzustellen. Wir empfehlen den Test auch Hausärzten, die für gewöhnlich keine Zeit haben für eine ausführliche Befunderhebung (Anamnese). Die zwei Fragen lauten:

1. Fühlten Sie sich im letzten Monat häufig niedergeschlagen, traurig, bedrückt oder hoffnungslos?
2. Hatten Sie im letzten Monat deutlich weniger Lust und Freude an Dingen, die Sie sonst gerne tun?

Werden beide Fragen mit Ja beantwortet, sollte man auf keinen Fall in Panik verfallen. Aber doch sensibilisiert genug sein, um einmal genauer in sich hineinzuhorchen: Was war anders im letzten Monat? Gab es einen bestimmten Grund, warum mir die Lebensfreude ein Stück weit abhandengekommen ist? Erkenne ich mich noch wieder, oder bin ich mir fremd geworden?

Der kleine Test soll wie ein Innehalten sein, ein Rekapitulieren. Und auch eine Ermutigung, sich gegebenenfalls Hilfe zu suchen bei einem Arzt oder Psychologen, die es bei zwei Fragen nicht bewenden lassen, sondern sich, falls nötig, in aller gebotenen Ausführlichkeit daranmachen werden, das ihnen Erzählte nach möglichen Anzeichen einer Depression abzuklopfen. Auch dabei werden Fragen gestellt werden, eine Menge Fragen. Fragen, wie sie ebenfalls die Leitlinie auflistet:

- »Haben Sie sich in den letzten zwei Wochen niedergeschlagen oder traurig gefühlt?«
- »Gab es Zeiten, in denen Ihre Stimmung besser oder schlechter war?«
- »Haben Sie in der letzten Zeit das Interesse oder die Freude an wichtigen Aktivitäten (Beruf, Hobby, Familie) verloren?«
- »Hatten Sie in den letzten zwei Wochen fast ständig das Gefühl, zu nichts mehr Lust zu haben?«
- »Haben Sie Ihre Energie verloren?«
- »Fühlen Sie sich ständig müde und abgeschlagen?«
- »Fällt es Ihnen schwer, die Aufgaben des Alltags wie gewohnt zu bewerkstelligen?«

- »Haben Sie Schwierigkeiten, sich zu konzentrieren?«
- »Haben Sie Mühe, die Zeitung zu lesen, fernzusehen oder einem Gespräch zu folgen?«
- »Leiden Sie an fehlendem Selbstvertrauen und/oder Selbstwertgefühl?«
- »Fühlen Sie sich so selbstsicher wie sonst?«
- »Machen Sie sich häufig Selbstvorwürfe?«
- »Fühlen Sie sich häufig schuldig für alles, was geschieht?«
- »Sehen Sie die Zukunft schwärzer als sonst?«
- »Haben Sie Pläne für die Zukunft?«
- »Geht es Ihnen so schlecht, dass Sie über den Tod nachdenken oder daran, dass es besser wäre, tot zu sein?«
- »Hatten oder haben Sie konkrete Pläne, sich etwas anzutun?«
- »Haben Sie versucht, sich etwas anzutun?«
- »Gibt es etwas, was Sie am Leben hält?«
- »Hat sich an Ihrem Schlaf etwas geändert?«
- »Schlafen Sie mehr oder weniger als sonst?«
- »Hatten Sie mehr oder weniger Appetit in der letzten Zeit?«
- »Haben Sie ungewollt zu- oder abgenommen?«

Ziel dieser Fragen ist die genaue Befunderhebung. Auffällig oft wird in ihnen ja das Wohlergehen der letzten zwei Wochen thematisiert sowie eine mögliche Beeinträchtigung des Alltags. Das geschieht nicht ohne Grund, sondern verweist auf das Klassifikationssystem der ICD-10, in dem die depressive Symptomatik erfasst ist. Unterschieden wird dabei nach den im Folgenden aufgelisteten Haupt-

und Nebensymptomen. Von einer Depression kann dann gesprochen werden, wenn mindestens zwei der drei Hauptsymptome und zwei Nebensymptome vorliegen. Wichtig: Die Beeinträchtigungen müssen vierzehn Tage oder länger anhalten oder angehalten haben.

Nach ICD-10 gelten als Hauptsymptome einer Depression:

- gedrückte, depressive Stimmung
- Interessenverlust und Freudlosigkeit
- Antriebsmangel und Ermüdbarkeit

Und als Nebensymptome werden genannt:

- verminderte Konzentration und Aufmerksamkeit
- vermindertes Selbstwertgefühl und Selbstvertrauen
- Gefühle von Schuld und Wertlosigkeit
- übertriebene Zukunftsängste oder »Schwarzsehen«
- Suizidgedanken oder -versuche, Selbstverletzungen
- Schlafstörungen
- verminderter Appetit

Die Erhebung der Symptome erlaubt die Einordnung einer depressiven Erkrankung nach ihrem Schweregrad. Als »leicht« wird die depressive Episode bezeichnet, wenn zwei Haupt- und zwei Nebensymptome mehr als zwei Wochen andauern; als »mittelgradig«, wenn es zwei Haupt- und drei beziehungsweise vier Nebensymptome sind; und drei Haupt- sowie vier oder mehr Nebensymptome klassifizieren eine »schwere« Depression.

So weit die ICD-10. Sie geht rein beschreibend vor. Jemand sagt: Ich habe keinen Antrieb, ich bin depressiv verstimmt, ich bin freudlos. Und der Arzt horcht auf und sagt: Aha! Wie lange haben Sie das schon? Ja, schon so vier Wochen. Dazu kommen noch ein paar Zusatzsymptome, vielleicht Konzentrations- und Schlafstörungen. Dann sagt der Arzt: Okay, Sie haben nach ICD-10 eine mittelgradige Depression. Ins Gewicht fallen dabei weder die Ursache noch die Entstehungsgeschichte der Depression. Der Zusammenhang, in dem die Beschwerden auftreten, spielt keine Rolle.

Das war nicht immer so. Noch die ICD-9 ging ätiologisch vor, das heißt, sie fragte nach den Gründen für das Entstehen der Depression, die dadurch in ein Schema eingeordnet werden konnte. Man sprach von organischen Depressionen, etwa wenn jemand gleichzeitig eine Demenz entwickelt hat; von endogenen Depressionen, bei denen die Genetik und auch die Stoffwechselstörungen sehr im Vordergrund standen; von neurotischen Depressionen, deren Hintergrund eher lebensgeschichtliche Verwicklungen waren; und von reaktiven Depressionen, die nach dem Tod eines geliebten Menschen oder nach einer Trennung auftraten.

Diese Unterscheidung wird nicht mehr getroffen. Hauptsächlich deshalb, weil die Einteilung oft nicht so funktioniert hat wie im Lehrbuch. Die Ursachen für eine Depression sind meist vielfältig, oft gibt es eben nicht nur den einen, klar identifizierbaren Auslöser. Daher nun die sehr neutralen Formulierungen. Es wird nur noch zugeordnet. Weist jemand eine bestimmte Anzahl von Symptomen auf, wird bei ihm eine depressive Störung diagnostiziert, und zwar eine unipolare. Diese Differenzierung gibt es noch, und sie ist auch wichtig, um die Depression von einer bipolaren Störung abzugrenzen, bei der sich depressive Phasen mit solchen extrem gehobener Stimmung abwechseln. Etwa ein Fünftel der Menschen mit einer Depression erleben auch solche manischen Episoden. Für sie gelten eigene Empfehlungen zur Behandlung.

Wie fühlt sich eine Depression an?

Wenn wir von 5 Millionen Menschen ausgehen, die innerhalb eines Jahres in Deutschland an einer Depression erkrankt sind, dann bedeutet das nicht, dass man alle Erkrankungen über einen Kamm scheren kann. Es gibt viele Arten der Depression, vermutlich so viele, wie es Menschen gibt. Keine Episode ähnelt der anderen, und das nicht nur, weil vielleicht unterschiedliche Schweregrade vorliegen. Der subjektive Faktor macht es schwierig, individuelle Leiderfahrung zu verallgemeinern. Jeder erlebt die Krankheit anders, weil es immer sein ganz persönlicher Alltag ist, der durcheinandergerät, sein Leben, das vom gewohnten Weg abkommt.

Manche sagen, eine Depression entziehe sich jeder Beschreibung, und wer sie beschreiben könne, habe sie nicht erlebt. Ich sehe das etwas anders. Es gibt in der Literatur sehr wohl beeindruckende, berührende und dabei überaus plastische Darstellungen depressiven Empfindens. Ihre Relevanz gewinnen sie gerade dadurch, dass sie darauf verzichten, allgemeingültig zu formulieren, sondern ganz beim Persönlichen verbleiben. Dem Leser schenken sie so die einmalige Chance, eine Erfahrung zu machen – eine des Sich-Öffnens für ungewohnte, abweichende, manchmal auch verstörende Blickwinkel und Erlebnisweisen, an dessen Ende ein vertieftes Verständnis der Krankheit steht.

Ein Beispiel für solch eine relevante Literatur ist Sylvia Plaths berühmter, autobiografisch grundierter Roman *Die Glasglocke* von 1963, dessen titelgebendes Bild längst zu einer Metapher geworden ist. Wie unter einer Glasglocke fühlt sich die junge, an einer Depression erkrankte Frau, deren Schicksal der Roman beschreibt. Abgetrennt vom gewöhnlichen Leben, das noch immer so nah ist, aber kaum mehr erreichbar scheint.

Ein anderer eindrucksvoller Text ist ganz kurz. Er trägt den seltsam-schönen Titel *Der Planet Trillaphon im Verhältnis zur Üblen Sache* und stammt von dem amerikanischen Autor David Foster Wallace. In einzigartiger Weise fasst er das in Worte, was sich so oft den Worten entzieht. Die »Üble Sache«, die im Titel genannt wird, ist nichts anderes als eine schwere Depression:

> *Allem in dir wird übel, und alles Gute verschwindet aus der Welt wie die Luft aus einem kaputten Luftballon. In der Welt, wie du sie kennst, gibt es nur noch scheußlichen Gestank, traurige, verzerrte und entsetzliche Pastellbilder, scheppernde oder todtraurige Geräusche, unerträglich andauernde Situationen, die zu einem Kontinuum aufgefädelt werden, das einfach kein Ende nimmt […]. Die Üble Sache [jagt]*

dir eine Heidenangst ein, […] denn die Angst wird von der üblen Krankheit noch potenziert und dadurch immer größer, schlimmer und gefräßiger. Sie reißt dich auf, bohrt sich in dich hinein und dreht und windet sich.
Die Üble Sache attackiert dich nicht nur, flößt dir Übelkeit ein und setzt dich außer Gefecht, sondern sie attackiert dich, flößt dir Übelkeit ein und setzt genau die Fähigkeiten außer Gefecht, die du brauchst, um die Üble Sache zu bekämpfen. […] Sie versteht sich ganz besonders gut darauf, deine Abwehrmechanismen auszuschalten. Die beste Methode, die Üble Sache zu bekämpfen oder ihr zu entkommen, wäre natürlich […], die Dinge schlicht und einfach anders wahrzunehmen, zu spüren und zu verarbeiten. Aber dafür brauchst du deinen Kopf, deine Gehirnzellen mit all ihren Atomen, deinen Verstand und das alles, du brauchst dein Selbst, *und genau das hat die Üble Sache lahmgelegt, genau das funktioniert nicht mehr.*

So weit die Literatur. Aber auch aus den vielen, vielen Schilderungen der Patienten mit einer depressiven Störung, die ich im Lauf der Jahrzehnte behandelt habe, lassen sich immer wiederkehrende Details zu einem Puzzle zusammensetzen. Am Ende erhält man zwar kein Gesamtbild, aber doch eine Annäherung an das durch die Krankheit typischerweise so signifikant veränderte Erleben, Wahrnehmen und Verhalten.

Während einer Depression gehen die Tage oft vorbei, ohne dass sie wirklich begonnen haben. Die Patienten berichten, wie sich nur am Abend manchmal ein Lichtblick zeigt, die Gedanken ein wenig heller werden, weil der Druck, etwas tun, sich zusammenreißen, der Alte sein zu müssen, nachlässt. Aber am nächsten Morgen ist der Druck wieder da, mit unverminderter Heftigkeit, und mit ihm das Wissen, nichts von dem, was man sich vornehmen wird, schaffen zu können. Alle Kraft ist gewichen, verbraucht scheint der Wille, eine Entscheidung zu treffen oder etwas anzufangen, irgendetwas, und sei es die banalste Tätigkeit der Welt. An Arbeit ist nicht zu denken, ans Essen auch nicht, aber auch nur sich anzuziehen, sich die Zähne zu putzen, sich zu kämmen fällt so schwer und kostet so viel Kraft, dass es irgendwann gar nicht mehr versucht wird. Die Überforderung ist total, Bewegungen geschehen wie mit angezogener Handbremse.

Jedes Gespräch erscheint mühevoll, denn die Konzentration will nicht mehr gelingen, aber zu sagen hätte man ja sowieso nichts außer: Es geht nicht. Ablenkung? Fehlanzeige. Das Interesse an den Dingen, die für einen einmal das Leben ausmachten, ist verschwunden. Fast das Einzige, das sich noch bewegt, sind die Gedanken, aber sie drehen sich im Kreis und finden den Ausgang nicht mehr in Richtung Hoffnung. Die Selbstvorwürfe werden lauter und lauter. Man ist ein Versager auf der ganzen Linie. Wie soll alles weitergehen?

Gefühle verflüchtigen sich, erst die positiven, irgendwann auch die negativen. Zurück bleibt Gefühllosigkeit, Versteinerung. Wenn sich das Selbstbewusstsein in Luft aufgelöst hat, erscheint die Zukunft als ständige Bedrohung, als Aufgabe, an der man nur scheitern kann. Die ganze Welt verändert sich, weil man sich verändert hat und der Zugang zu dem Ich, das man vor gar nicht so langer Zeit einmal war, zugemauert ist. Der einzige Ort, der einem noch bleibt, ist das Bett, in das man sich verkriecht, nachdem man vor der Helligkeit des Tages die Rollläden herabgelassen hat. Doch der Schlaf kommt auch diesmal nicht. Nur der nicht abzuweisende Gedanke, lieber tot zu sein, als all das noch länger durchstehen zu müssen.

Wie wird diagnostiziert?

Kaum ein Patient, der wegen ihm vielleicht noch unklar erscheinender Beschwerden den Hausarzt aufsucht, wird seine Situation so ausführlich schildern. Viel wahrscheinlicher wird er sich auf körperliche Dinge konzentrieren und dem Arzt erzählen, dass er abgenommen hat, nicht mehr gut schlafen kann, sein Kreislauf manchmal verrücktspielt, er neuerdings schnell ermüdet oder ihn schlimme Schmerzen plagen. Das sind nur einige der körperlichen Begleiterscheinungen, die eine Depression mit sich bringen kann. Es gibt noch viele weitere, etwa die folgenden, deren Auflistung sich auch in der Leitlinie Depression findet:

- allgemeine körperliche Abgeschlagenheit, Mattigkeit
- Schlafstörungen (Ein- und/oder Durchschlafstörungen)
- Appetitstörungen, Magendruck, Gewichtsverlust, Verdauungsprobleme wie Verstopfung (Obstipation) oder Durchfall (Diarrhöe)

- Kopfschmerz oder andere Schmerzen, zum Beispiel Rückenschmerzen
- Druckgefühl in Hals und Brust, Beengtheit im Hals (sogenanntes »Globusgefühl«)
- Atemnot und Störungen von Herz und Kreislauf wie Herzrhythmusstörungen oder Herzrasen
- Schwindelgefühle, Flimmern vor den Augen, Sehstörungen
- Muskelverspannungen, plötzlich einschießende Schmerzen
- Verlust des sexuellen Interesses, Ausbleiben der Monatsblutung, Impotenz, sexuelle Funktionsstörungen
- Gedächtnis- und Konzentrationsstörungen

Gerade weil Körperklagen bei vielen Patienten mit einer depressiven Störung zunächst im Vordergrund stehen, sollte der Arzt auch »zwischen den Zeilen« lesen, vor allem, wenn sich keine organische Ursache für die geschilderten Beschwerden findet. Eine Möglichkeit, sich dem Thema Depression anzunähern, kann der oben angeführte »Zwei-Fragen-Test« sein. Auch das äußerliche Erscheinungsbild des Patienten und sein Auftreten in der Praxis können wichtige Hinweise auf eine psychische Erkrankung liefern. Die depressionstypischen Symptome Antriebslosigkeit und Niedergeschlagenheit zeigen sich nämlich oft auch in einem vernachlässigten Äußeren, in einer eher gebeugten Haltung und in der geringen Lautstärke und Vehemenz, mit der jemand spricht.

Eine psychiatrische Untersuchung bei uns in der Klinik gestaltet sich weitaus ausführlicher. Der Erhebung des psychopathologischen Befunds im Hier und Jetzt – gibt es Symptome, die auf eine Depression hindeuten? Und wenn ja, sind diese eventuell auch einer anderen psychischen Störung zuzuordnen? Ist da vielleicht noch mehr? Hört der Patient Stimmen? Gibt es Hinweise auf Wahnvorstellungen? – folgt die Frage nach dem möglichen Auslöser für die depressive Episode. Existiert ein aktueller Konflikt oder eine Belastungssituation? Daran schließt sich das Eruieren einer möglichen psychiatrischen Vorgeschichte an. Also fragt man den Patienten: Haben Sie in Ihrem Leben so etwas schon einmal gehabt? Wenn ja, wann? In mehreren Episoden? Wie war das damals, was war der Auslöser? Waren Sie auch in Behandlung? Was hat Ihnen damals geholfen? Medikamente? Psychotherapie?

Alles wird abgefragt. Die körperliche Vorgeschichte der Episode: Gab es vielleicht im unmittelbaren zeitlichen Vorfeld eine körperliche Erkrankung? Auch ein schwerer Infekt vermag eine Depression auszulösen. Werden Medikamente eingenommen? Welche Grunderkrankungen liegen vor? Dann die familiäre Vorgeschichte: Sind in der Familie Depressionen oder andere psychische Erkrankungen bereits vorgekommen? Das könnte auf einen genetischen Hintergrund hindeuten. Suizidanamnese: Kam es zu Suiziden innerhalb der Familie? Eine wichtige Information, um das Suizidrisiko eines Patienten einschätzen zu können. Die soziale Situation: Wenn jemand arbeitslos ist, Schulden hat oder gerade dabei ist, seine Wohnung zu verlieren, kann das gravierende Auswirkungen auf die Psyche haben. Und letztlich, obwohl man schon ganz viel weiß, die Biografie: Welche Belastungsfaktoren sind im

Lauf der Lebensgeschichte aufgetreten? Wie wurden sie bewältigt? Welche Ressourcen gibt es? Und wie sieht und erklärt der Patient selbst seine Depression, welches Krankheitsverständnis besitzt er?

Nicht selten nimmt eine Anamnese zwei bis drei Termine in Anspruch, von denen jeder fünfzig Minuten dauert. Da diese Erhebung auf Sprache basiert, es aber sein kann, dass die Antriebslosigkeit des Patienten schon fortgeschritten ist und er die Dinge gar nicht richtig benennen kann, erscheint manchmal eine Fremdanamnese sinnvoll. Das Befragen der Angehörigen kann zusätzliche Informationen zum aktuellen Befinden des Patienten zutage fördern, aber auch die spezifische Vorgeschichte seiner Erkrankung beleuchten.

All das gehört auch zum Handwerkszeug des Psychologen. Nicht jedoch die Abklärung möglicher somatischer Ursachen. Die kann nur ein Arzt im Rahmen einer körperlichen Untersuchung durchführen, bei der auch ein Blutbild erstellt und ein EKG gemacht wird. Sicher, wir sind ein Krankenhaus für psychische Erkrankungen. Dennoch ist es unsere Aufgabe, differentialdiagnostisch zu schauen, ob hinter der psychischen Erkrankung nicht vielleicht eine körperliche Ursache steckt. Das müssen wir ausschließen können. Stets muss beides gesehen werden, der Körper und die Seele. Auch aufgrund einer maximalen Schilddrüsenunterfunktion kann jemand verlangsamt, antriebsschwach und depressiv verstimmt sein. Daher müssen die Schilddrüsenwerte unter die Lupe genommen werden. Auch eventuelle Stoffwechselstörungen oder einen Vitaminmangel gilt es zu berücksichtigen.

Wenn jemand psychotisch ist, kann auch ein Tumor der Grund dafür sein. Oder eine Entzündung im Gehirn. Dann muss das Nervenwasser untersucht werden. Wenn jemand eine Degeneration von Nervenzellen aufweist, beispielsweise bei einer Demenz, kann es ebenfalls eine psychische Symptomatik geben. Und auch eine Hirnblutung kann zu Verlangsamungen im Denken führen. Deshalb muss bei einer wirklich fundierten Erstdiagnose das Gehirn per moderner Bildgebung untersucht werden.

Es ist ein aufwendiges und zeitintensives Verfahren. Aber es ist notwendig. Nur wenn das Organische abgeklärt ist, können wir wirklich sicher sein, dass nach den Kriterien der ICD-10 eine Depression vorliegt, die keine körperliche Ursache besitzt. Erst dann können wir damit beginnen, dem Patienten adäquat zu helfen.

Was Angehörige tun können

Wenn Angehörige oder Partner merken, dass der geliebte Mensch in ihrer Mitte sich verändert, sollten sie nicht zögern, das Gespräch mit ihm zu suchen. Ein guter Einstieg für solch eine für keinen der Beteiligten einfache Unterhaltung ist es immer, von der eigenen Wahrnehmung auszugehen und dem anderen ein Spiegel zu sein: Darf ich dir erzählen, wie du im Moment auf mich wirkst? Mir kommt es vor, als hättest du dich verändert. Du schläfst schlecht, quälst dich beim Aufstehen, wirkst oft abwesend und müde auf mich, und du lachst auch viel weniger als sonst. Ich muss zugeben, das macht mir Sorge. Ist etwas vorgefallen? Vielleicht bei der Arbeit? Magst du darüber reden?

So könnte ein erster Versuch aussehen. Nun ist es gerade bei Menschen mit einer depressiven Erkrankung oft so, dass sie ihren Zustand besonders vor den ihnen Nahestehenden verbergen wollen. Daher kann die erste Reaktion Ablehnung, Leugnung oder zumindest Ausweichen sein. Wer gibt schon gern zu, dass ihm der Alltag entgleitet? Wohl keiner. Doch gerade das merken die Angehörigen oft als Erstes – dass sich der ganz normale Umgang mit dem Betroffenen verändert hat; dass er Hobbys, die ihm sonst Freude gemacht haben, vernachlässigt; dass Verabredungen abgesagt werden, weil kein Elan mehr dafür vorhanden ist; dass sich die Kommunikation schwieriger gestaltet, weil sich die Stimmung merklich eingetrübt hat.

Ganz natürlich wären daher Aufmunterungen wie »Das wird schon wieder!« oder auch leicht genervte Aufforderungen wie »Reiß dich mal zusammen!«. Doch helfen die, vorausgesetzt, es handelt sich tatsächlich um eine depressive Störung, dem anderen nicht weiter, sondern vergrößern noch die Schuldgefühle, mit denen er sich sowieso schon herumplagt. Denn er will ja aktiv sein und fröhlich, nur schafft er es eben nicht mehr. Daher führen Ratschläge, wie man sie einem Gesunden geben würde, nur zu verstärkten Selbstvorwürfen und zu einem schlechten Gewissen.

Auch wenn einem Unwillen oder gar Ablehnung signalisiert wird, ist es keine Lösung, den anderen in Ruhe zu lassen. Man muss dranbleiben und immer wieder versuchen, ins Gespräch zu kommen. Vielleicht gibt es ja eine

Person, zu der der Betroffene einen ganz besonderen Draht hat, die man hinzuziehen könnte und die dann vielleicht ebenfalls sagt: Ja, das ist mir auch aufgefallen, dass du oft freudlos und ohne Antrieb bist. Irgendwo habe ich einmal gelesen, dass das auf eine Depression hindeuten könnte und dass ziemlich viele Leute jedes Jahr in Deutschland so etwas haben. Möchtest du dich nicht einmal beraten lassen? Geh doch wenigstens mal zu unserem Hausarzt, ich begleite dich auch, und wir schauen, was der meint.

Weitermachen, nicht aufhören und wenn nötig auch insistieren. Verschlechtert sich der Zustand des anderen so, dass er gar nicht mehr aus dem Bett kommt oder ganz aus der Kommunikation aussteigt, kann es nötig sein, mit aller Bestimmtheit zu sagen: Mensch, ich mache mir solche Gedanken. Komm, ich pack dich ins Auto, und wir fahren zusammen in die Klinik und reden mit denen. Die wissen, was zu tun ist.

Ist die Sorge derart groß, dass befürchtet wird, der Betroffene könne sich etwas antun, besteht überall in Deutschland die Möglichkeit, den sozialpsychiatrischen Dienst der Gesundheitsämter zu rufen. Der Dienst kommt auch nach Hause, er ist sogar verpflichtet dazu, besteht eine begründete Angst um das Leben eines Menschen. Es sind Fachleute, die einem dann beistehen und versuchen, sich ein Bild von der Situation zu machen, gegebenenfalls auch weitere Schritte einleiten. Falls sich die Situation in der Nacht oder am Wochenende zuspitzt, können die Angehörigen über 112 die Notrufzentrale benachrichtigen. Dann kommt medizinisch geschultes Rettungspersonal sofort ins Haus und bringt den Betroffenen gegebenenfalls in eine Klinik.

Wie so oft ist der erste Schritt der entscheidende. Ist die Hürde einmal genommen, fremde Hilfe in Anspruch zu nehmen, kann das wie eine Erlösung sein, für den Angehörigen, aber besonders auch für den Betroffenen. Er kann dann erkennen, dass der Grund für sein verändertes Wesen nicht persönliches Versagen, sondern schlicht und einfach eine Krankheit ist, die man behandeln kann.

Eine Depression stellt Angehörige vor ganz besondere Herausforderungen. Entscheidend ist, sich immer vor Augen zu halten: Es geht nicht um Fragen von Schuld. Keiner kann etwas für die Krankheit. Weder der Erkrankte noch die ihm nahe Person hat irgendetwas falsch gemacht. Deshalb helfen weder Vorwürfe an den anderen noch Selbstanklagen weiter. Sich über die Krankheit zu informieren, in Büchern oder auf seriösen Internetseiten, ist weitaus sinnvoller. Und so banal es klingen mag: Liebe und Geduld sind und bleiben das Wichtigste, das man schenken kann, auch auf die Gefahr hin, ab und zu vor den Kopf gestoßen zu werden. Zu vermitteln, dass alles gemeinsam geschafft werden kann, dass es Hilfe gibt und Hoffnung auf bessere Tage.

Niemandem ist allerdings gedient, wenn der Angehörige im Bedürfnis, Unterstützung zu leisten, über seine eigenen Grenzen geht. Er muss sich, wie es in der Leitlinie so schön heißt, klar darüber werden, dass er zwar helfen, aber nicht heilen kann. Dazu muss er haushalten mit seiner Kraft. Angehörige tun sich damit oft schwer, besonders wenn eine depressive Episode sich über viele Monate hinzieht. Wenn der Partner überhaupt nicht mehr aus der Lethargie herauszukommen scheint, keinen Schwung mehr hat, nie Lust verspürt, auch nur das Kleinste zu unternehmen, kann sehr schnell eine ungute Spannung aufkommen zwischen dem Wunsch, an seiner Seite zu sein, und dem Bedürfnis, auch einmal an sich selbst zu denken.

In jeder größeren Stadt gibt es Selbsthilfegruppen für Angehörige von Menschen mit Depressionen. Dort kann man sich beraten lassen oder auch einfach nur einmal mit Leuten reden, die genau wissen, welche Kraft es braucht, eine solche Zeit durchzustehen. Der Ratschlag, der einem dort auf den Weg gegeben wird, ist im Grunde immer derselbe: Seien Sie da, denn Sie werden gebraucht, aber vergessen Sie nicht, sich auch Freiräume zu nehmen. Immer zu verzichten lässt über kurz oder lang nicht nur Groll entstehen, sondern gibt dem Erkrankten auch das Gefühl, bloß noch Belastung zu sein. Jeder *care giver*, wie es bei der Betreuung von Demenzkranken heißt, also jeder, der Sorge für einen anderen trägt, braucht auch mal Zeit für sich, und er darf kein schlechtes Gewissen haben, wenn er mal allein ins Kino oder ins Schwimmbad geht. Vielleicht springt für einen Abend oder ein Wochenende jemand ein, der zu Hause die Stellung hält und es dadurch möglich macht, einmal wegzugehen, wegzufahren, aufzutanken und neu gestärkt als Helfender zurückzukehren.

Denn richtig ist auch: Das Wissen, in der Krise nicht allein zu sein, hilft jedem Erkrankten in kaum zu überschätzendem Maß. Es kann das Gefühl des Eingeschlossenseins relativieren, wenn ein anderer einem zeigt, dass noch schöne Dinge auf der Welt existieren, dass das Lachen nicht aus ihr verschwunden ist und es noch so etwas wie Normalität gibt, auch wenn man sie selbst im Moment nicht zu finden vermag.

Suizid – der Wunsch, das eigene Leben zu beenden

In jedem Fachbuch steht es, in jedem Ratgeber kann man es lesen, und jede Studie bestätigt es immer wieder aufs Neue: Frauen sind insgesamt von psychischen Erkrankungen weitaus häufiger betroffen als Männer. Nur bei Zwangsstörungen und bei bipolaren Störungen halten sich die Zahlen ungefähr die Waage. Und es gibt die Ausnahme der Abhängigkeitserkrankungen, bei denen Männer die mit Abstand größere Gruppe der Betroffenen stellen. Aber ansonsten lässt sich ein so gar nicht »kleiner«, sondern im Gegenteil durchaus beunruhigender, *gender gap* genannter Unterschied zwischen den Geschlechtern feststellen in Sachen Erkrankungshäufigkeit.

So werden etwa innerhalb eines Jahres laut Statistik knapp fünf Prozent der erwachsenen Männer in Deutschland mit einer Depression beziehungsweise einer Angststörung diagnostiziert. Bei Frauen liegt der Wert hingegen bei über zehn Prozent. Frauen tragen damit ein doppelt so hohes Risiko, an einer Depression zu erkranken. Sie sind zudem früher betroffen als Männer – schon ab der Pubertät driften die Zahlen auseinander –, ihre einzelnen Krankheitsepisoden dauern länger, und Frauen laufen auch eher Gefahr, später im Leben noch einmal eine depressive Störung durchleben zu müssen. Bei Angststörungen bietet sich ein ähnliches Bild.

Obwohl Frauen also weitaus häufiger als Männer mit einer Depression diagnostiziert werden und obwohl eine schwere depressive Störung das Suizidrisiko drastisch erhöht, spiegelt sich das nicht in den vorliegenden Suizidzahlen. Auch hier lässt sich wieder ein *gender gap* beobachten, doch ein umgekehrter. Zwei Drittel aller Suizidversuche werden von Frauen unternommen, aber drei Viertel aller vollendeten Suizide von Männern begangen. Ältere und alte Männer bilden dabei die am stärksten gefährdete Gruppe. Ein Grund für diese eklatante Differenz ist sicher die Wahl der Methode, mit der der Suizid durchgeführt werden soll. Männer wählen die brutale Variante: Schusswaffen, Erhängen, das Werfen vor den Zug; Frauen tendieren dagegen zu den eher »weichen« Methoden, etwa zu der Einnahme einer Überdosis von Medikamenten.

Aus meiner eigenen Erfahrung kann ein von Frauen unternommener Suizidversuch zudem oft als verzweifelter Appell an das unmittelbare Umfeld begriffen werden, als letzte Möglichkeit, um auf die eigene, als ausweglos empfundene Situation aufmerksam zu machen. Nur generalisieren lässt sich das eben auch nicht. Auch ein als Hilferuf gemeinter Suizidversuch kann gelingen.

Männer hingegen lassen der Umwelt oft von vornherein gar keine Chance mehr, helfend einzugreifen. Sie tragen Sorge dafür, dass der Suizidversuch tödlich endet, und verursachen so unendliches Leid bei den Hinterbliebenen. Jeder Suizidversuch, jeder ausgeführte Suizid stellt die Psychiatrie vor die große Herausforderung, geschlechtsspezifische Unterschiede bei der Prävention, Diagnostik und Therapie von psychischen Erkrankungen in Zukunft noch weitaus stärker als bisher zu beachten.

Bei der DGPPN gehöre ich dem Referat für Frauen und

geschlechtsspezifische Fragen an. In den vergangenen Jahren hat sich ein erhöhtes Interesse an gendersensiblen Fragen entwickelt, das uns dabei hilft, neue Wege in Diagnostik und Therapie zu gehen. Es gilt, die Aufmerksamkeit auf die Gleichbehandlung der Geschlechter zu richten, ohne dabei die zweifellos existierenden Unterschiede zu vernachlässigen.

Depression bei Männern …

Warum aber erkranken Frauen so viel häufiger an einer Depression als Männer? Die Antwort fällt nicht leicht, und es mangelt auch noch an spezifischer Forschung. Die eine Erklärung für dieses Phänomen, auf die sich alle Fachleute einigen können, gibt es nicht. Stattdessen müssen wir von einer Vielzahl an Gründen ausgehen, denen wir mal mehr, mal weniger Evidenz zusprechen können. Einige von ihnen tangieren tief verwurzelte, durch Erziehung oder gesellschaftliche Konvention eingeübte Verhaltens- und Rollenstereotypen.

Nach wie vor ist die Auffassung weit verbreitet, dass ein Mann sich besser nicht bei einer Schwäche erwischen lassen sollte. Wenn eine Frau einräumt, Angst zu haben oder niedergeschlagen zu sein, wird das gesellschaftlich weit mehr geduldet, als wenn ein Mann das tut. Erst kürzlich hat mir ein Patient anvertraut, dass seine Frau es nicht ertragen kann, ihn weinen zu sehen. Indianer sollen keinen Schmerz kennen. Ein Mann hat aktiv zu sein, von der Ratio bestimmt, vom Ehrgeiz getrieben, affektkontrolliert und stark. Klischees wie diese und das Selbstbild des Einzelnen beeinflussen sich wechselseitig und legen fest: Männlichkeit verträgt sich nicht mit eher weiblich konnotierten Krankheiten wie einer depressiven Störung. Psychische Erkrankungen sind etwas für Frauen. Die Fassade muss um jeden Preis aufrechterhalten werden, vor den Freunden, den Kollegen, dem Chef. Wer das nicht schafft, hat Angst, künftig nicht mehr ernstgenommen zu werden.

Kein Wunder, dass Männer daher seltener wegen psychischer Probleme zum Arzt gehen. Sie wollen sich nicht dabei erwischen lassen, »in solchen Dingen« Hilfe zu benötigen, sondern »reißen sich zusammen«, wie es die Gesellschaft von ihnen zu erwarten scheint. Suchen sie dann mal ihren Hausarzt auf, lassen sie sich lieber wortreich über körperliche Beschwerden aus als über das, was wirklich in ihnen vorgeht. Sitzt ihnen womöglich auch noch ein Arzt »Marke Kumpeltyp« gegenüber, der so taktvoll ist, nicht weiter nachzuhaken, wird es kaum gelingen, das Kind beim Namen zu nennen, und der Patient wird ohne oder mit der falschen Diagnose wieder nach Hause gehen.

Die Unterdiagnostizierung von Depressionen bei Männern lässt die Klassifikationssysteme in den Fokus rücken. Die in der ICD-10 als depressionsrelevant erfassten Symptome wie Niedergeschlagenheit, Freudlosigkeit und Antriebshemmung berücksichtigen fast ausschließlich eher »weibliche« Ausprägungen der Krankheit. Dass es daneben auch eher »männliche« Symptome gibt, die gleichfalls auf eine Depression hindeuten, fällt so unter den Tisch. Zu nennen wären hier eine merklich erhöhte Gereiztheit, eine gestiegene Unruhe, unkontrollierte Wutausbrüche, ein zunehmend feindseliges Verhalten sowie die strikte Weigerung, sich Unterstützung zu holen. Auch weil diese Symptome noch zu oft als typisch männliches Verhalten der Problemlösung missverstanden werden, wird Männern nicht die Hilfe zuteil, die sie eigentlich benötigen, ja, tauchen Männer in der Krankheitsstatistik häufig gar nicht erst auf. Zumindest nicht als Mensch mit einer depressiven Störung.

Stattdessen sind es dann die von vielen betroffenen Männern selbstgewählten Bewältigungsstrategien, die letztlich dazu führen, dass es zur Inanspruchnahme von medizinischer Hilfe kommt. So wie der Patient, der wegen einer Alkoholabhängigkeit zu uns in die Klinik kam. Er wollte einen Entzug machen, weil er spürte, dass er nicht mehr lange so weitermachen konnte. Er hatte jeden Abend eine ganze Flasche Gin getrunken. Doch der Grund dafür wurde erst nach dem Entzug sichtbar. Der übermäßige Alkoholkonsum war der unzulängliche und zum Scheitern verurteilte Versuch gewesen, die Symptome einer Depression in den Griff zu bekommen. All das Belastende sollte verdrängt und buchstäblich weggetrunken werden.

Nicht nur beim Arzt müssen die geschlechtsspezifischen Merkmale einer psychischen Erkrankung mehr erfasst werden. Auch die gendersensible Forschung sollte verstärkt werden. Und nicht zuletzt wäre es wünschenswert, es käme zu einer höheren Sensibilisierung der Öffentlichkeit. Männer müssen nicht immer Stärke beweisen, sie dürfen psychisch krank sein. Ein solches Umdenken könnte letztlich dazu führen, dass Männer dann deutlich öfter als noch im Moment die Diagnose »Depression« erhalten und sich der Unterschied zwischen den Geschlechtern in den Zahlen zur Erkrankungshäufigkeit deutlich verringert.

... und bei Frauen

Nicht nur aufgrund bestehender Rollen- und Verhaltensstereotype werden depressive Störungen bei Frauen häufiger diagnostiziert als bei Männern. Und doch: Frauen begreifen das Aufsuchen eines Arztes weniger als Schwäche denn als ersten Schritt zu einer möglichen Heilung. Sie berichten in der Praxis zumeist freimütiger über das, was sie belastet, klammern Gefühle dabei nicht aus und laufen eher Gefahr, in zu starkes Grübeln zu verfallen, als dass sie dazu neigten, Dinge zu verdrängen – was, zusammen mit den in der ICD-10 niedergelegten Depressionssymptomen, eben dazu führen kann, dass eine entsprechende Diagnose leichter und schneller gestellt wird.

Frauen bekommen auch weitaus häufiger Antidepressiva verordnet als Männer. Doch gravierender ist, dass besonders ab der Lebensmitte auch die Rate der den Frauen verschriebenen Beruhigungsmittel deutlich nach oben geht. Viel zu rasch wird etwa vom Arzt der Rezeptblock gezückt. Der von der Patientin beklagten Schlaflosigkeit soll mit Medikamenten abgeholfen werden, die, über einen längeren Zeitraum eingenommen, unweigerlich zur Abhängigkeit führen.

Das soll aber nicht über das generell höhere Risiko für Frauen, an einer Depression zu erkranken, hinwegtäuschen. Dafür verantwortlich sind neben den genannten auch biologische, hormonelle, gesellschaftliche und nicht zuletzt psychosoziale Faktoren. Die in weiten Teilen der Bevölkerung unangetastete traditionelle Rollenverteilung trägt zum Erkrankungsrisiko bei. Frauen schultern häufig die größere Last, wenn es um die Erziehung der Kinder oder um die Betreuung pflegebedürftiger Angehöriger geht. Ihr Einkommen ist durchschnittlich niedriger als das der Männer, und selbst bei identischer beruflicher Leistung erhalten sie noch immer viel zu oft den geringeren Lohn, entsprechen ihre Aufstiegsmöglichkeiten im Job nicht denjenigen der Männer.

Beides zusammen erhöht das Armuts- und damit auch das Erkrankungsrisiko für Frauen um ein Beträchtliches. Insbesondere alleinerziehende und auf sich allein gestellte Mütter, für deren Interessen und Bedürfnisse viel zu wenig getan wird, können als sehr gefährdet bezeichnet werden. Zusätzlich sind Frauen insgesamt deutlich häufiger als Männer Diskriminierung und Gewalt ausgesetzt, und das schon von Kindheit an. Hier lässt sich sagen: Jede politische Maßnahme zur Verbesserung des ökonomischen und gesellschaftlichen Status von Frauen ist auch eine Maßnahme zur Vorbeugung psychischer Erkrankungen.

Hormonelle Unterschiede zwischen Männern und Frauen werden ebenfalls immer wieder als mögliche Risikofaktoren für psychische Erkrankungen diskutiert. Östrogen wirkt nach Meinung vieler Forscher wie ein Schutz, der erst nach den Wechseljahren wegfällt, was beispielsweise die im Vergleich zu Männern häufigere Zahl von Spät-Schizophrenien erklären würde.

Der kleine, große Unterschied zwischen den Geschlechtern

Aus der Hirnforschung wissen wir seit langem, dass es zwischen den Geschlechtern Unterschiede in Struktur und Funktion des Gehirns gibt. Wie sehr diese Unterschiede ins Gewicht fallen und was sie für das Empfinden und Verhalten im Lauf eines Menschenlebens bedeuten, wird in der Forschung noch kontrovers diskutiert. Zum Teil sind die ungleichen Hirnentwicklungen auf die je unterschiedliche hormonelle Situation zurückzuführen. Bei Männern dominiert das Testosteron, bei Frauen das Östrogen. Das Frauengehirn ist leichter, doch seine Vernetzung ist besser, es gibt mehr Kontakte zwischen den beiden Hirnhälften. Bei Männern dagegen sind die Verbindungen innerhalb der jeweiligen Gehirnhälfte ausgeprägter. Was übersetzt heißt: Frauen nehmen ganzheitlicher wahr und handeln einfühlsamer, Männer gehen eher systematisch und weniger gefühlsbetont vor. Schon vor Urzeiten haben Frauen durch Stillen, Kochen, Beerensammeln den Laden zusammengehalten, und die Männer konzentrierten sich auf die Jagd, um genügend Essen für die Familie mit nach Hause bringen zu können.

Auch beim Fokussieren der Aufmerksamkeit gibt es geschlechtsspezifische Unterschiede. Sie zeigen sich schon in einem ganz frühen Lebensalter. Es gibt Studien aus den USA, anhand derer sich sehr schön nachweisen lässt, wie unterschiedlich wenige Monate alte Babys auf Reize reagieren. Mädchen blicken länger als Jungen in das Gesicht der

Mutter. Auch für fremde Gesichter sowie deren Abbildungen in Büchern und Filmen interessieren sie sich mehr. Jungen dagegen zeigen größeres Interesse für technische Motive. Diese Aufmerksamkeitsfokussierung prägt sich im Lauf des Lebens im Verbund mit hormonellen Faktoren noch stärker aus, und zwar unabhängig von jeder Erziehung durch die Eltern oder andere Bezugspersonen.

Ich selbst bin zur Hochzeit der Emanzipationsbewegung erwachsen geworden, und ich bin froh um das oft unter Mühen Erreichte, Erstrittene, Durchgesetzte. Mittlerweile gibt es viele, besonders junge Eltern, die ihre Kinder unter dem Leitstern absoluter Gleichbehandlung erziehen. Auch in den Schulen wird das mehr und mehr versucht. Und doch wird die Utopie vollständiger Egalität wohl nie erreicht werden. Nicht nur weil sich die jeweiligen Vernetzungsprozesse im Gehirn und die hormonellen Einflüsse unterscheiden, sondern auch, weil es nicht so aussieht, als würden sich die trotz aller Emanzipation noch immer unterschiedlichen soziokulturellen Prägungen – in der Peer Group, durch die Medien, durch tradiertes Rollenverständnis – wirklich einmal bis zur Deckung annähern.

Verhaltensmuster werden nie im luftleeren Raum gelernt, sondern hängen unmittelbar mit gesellschaftlichen Vorbildern und Erwartungen zusammen. Rollenstereotype bringen unterschiedliche Verhaltens-, Beurteilungs- und Bewältigungsstrategien hervor, auch wenn es um psychische Erkrankungen geht. Und da sagt die Erfahrung eben ganz eindeutig, dass das Extravertierte, das Nach-außen-Bringen des inneren Konflikts eher dem maskulinen Verhaltenstyp zuzuordnen ist; der Blick nach innen bei gleichzeitiger Bereitschaft, Symptome zu schildern und sich helfen zu lassen, eher dem weiblichen.

Hat man diese Rollenstereotype im Blick, müsste sich auch die Behandlung psychischer Erkrankungen an ihnen orientieren. Doch gibt es in der Psychotherapie derzeit noch viel zu wenig genderspezifische Ansätze. Dabei könnte es gerade hier darum gehen, Männer zu bestärken, in sich hineinzuhorchen, Traurigkeit und Schwäche zuzulassen, die hohen Ideale ein wenig zu relativieren, über erlebte Kränkungen und Verletzungen zu sprechen und achtsam zu sein: Was spüre ich gerade und wie könnte ich das Gefühl benennen?

Wohingegen es bei Frauen eher darauf ankäme, das Selbstwertgefühl zu stärken, sie zu ermutigen, den Anforderungen der Mitmenschen Grenzen zu setzen und die eigenen Möglichkeiten auszuloten. Ihnen zu sagen: Sei selbstbewusst, setz dich durch, nimm dir das, was du brauchst. Du bist gut so, wie du bist. Sei nicht nur für andere da, sondern achte darauf, dass dein Ureigenes, das, was dich ausmacht, nicht verloren geht.

Je stärker typisch männliche oder typisch weibliche Verhaltensweisen ausgeprägt sind, desto weniger Wege der Bewältigung stehen im Fall eines Konflikts zur Verfügung. Entsprechend sinkt die Chance, eine Belastung von außen abfedern zu können. Daher sollte in der Psychotherapie immer auch auf die vorhandenen Bewältigungsmechanismen geachtet werden. Fallen die zu einseitig aus, erhöht sich das Erkrankungsrisiko. Auf ein breites Spcktrum an Strategien zurückgreifen zu können, also im passenden

Moment sowohl »Ich zieh mich zurück« als auch »Ich bringe alles nach außen« sagen zu können, kann eine wichtige Fähigkeit sein, aus Krisen einigermaßen heil hervorzugehen.

Das Baby ist da – und die Depression auch

Es gibt eine Unterart der Depression, die fast ausschließlich Frauen betrifft. Ich sage »fast«, weil auch Männer nach der Geburt eines Kindes eine sogenannte »postpartale Depression« entwickeln können, doch sie bilden eine verschwindend kleine Minderheit. Die postpartale Depression oder, wie der Volksmund sagt, die »Wochenbettdepression« darf nicht verwechselt werden mit den von vielen Frauen erlebten »Heultagen«, also jenen Stimmungsschwankungen, die mit dem Hormonabfall nach der Schwangerschaft erklärt werden können. Diese halten meist nur kurz an und verflüchtigen sich spätestens nach vierzehn Tagen.

Bei der postpartalen Depression geht es aber um eine längerfristige depressive Störung, die erst einige Zeit nach der Entbindung auftritt, manchmal nach zwei oder drei Wochen, manchmal auch erst nach ein paar Monaten. Zwar erhöht eine frühere depressive Episode das Risiko für eine postpartale Depression, doch unter den Müttern gibt es auch viele, die zum ersten Mal erkranken. Wir beobachten, dass zu dieser Gruppe oft sehr toughe, im Job erfolgreiche, auf eigenen Beinen stehende Frauen gehören. Heute gehört es ja beinahe zum guten Ton, auch die Geburt wie eine berufliche Herausforderung bewältigen zu wollen. Alles wird durchgeplant, das Kind kommt, und zwei Tage später soll der Alltag wieder beginnen. Baby auf den Arm und ab nach Hause. Aber daheim klappt nichts wie ausgemalt. Der erste Tag verläuft katastrophal. Noch sind die Beschwerden der Geburt nicht abgeklungen, dazu schreit das Kind und lässt sich nicht beruhigen, denn es hat seinen eigenen Rhythmus, der keinen Businessplänen gehorcht.

In den Tagen und Wochen darauf beginnt der hochbesorgten Mutter, die alles nur perfekt machen, alles im Griff haben wollte, die Situation zu entgleiten. Sie verliert die Selbstkontrolle, die sie immer ausgezeichnet hat, wird zunehmend unruhiger, und die Unruhe überträgt sich auf das Kind, das noch mehr schreit und noch weniger schläft. Bis die Mutter nicht mehr kann, einen Nervenzusammenbruch erleidet, nur noch weint und im schlimmsten Fall eine Depression entwickelt.

Wer sowieso bereits durch eine frühere Episode psychisch vorbelastet ist, vielleicht auch wenig Unterstützung von der Familie oder vom Partner erfährt, der erlebt diese Art Stress noch einmal intensiver und braucht entsprechend Hilfe, unter Umständen auch stationäre. Mit den Müttern nehmen wir bei uns in der Klinik auch die Babys auf, um die gerade in der ersten Zeit elementar wichtige Nähe zwischen Mutter und Kind gewährleisten zu können.

Wirklich in Kontakt mit ihrem Kind zu kommen fällt Müttern mit einer depressiven Störung nämlich unter Umständen sehr schwer. Video-Mikroanalysen, die wir durchführen, erlauben es uns, die Interaktion zwischen dem Baby und seiner psychisch belasteten Mutter genau zu beobachten. Oft sehen wir, dass die Mutter ihr Kind zwar auf dem Arm hält, wie man das eben so macht, aber es bleibt eine eher formale Handlung. Der echte emotionale Gleichklang, das »Bemuttern«, der intensive Blickkontakt, all das ist nicht die ganze Zeit, sondern nur in kurzen Momenten vorhanden. Aber auf diese Momente weisen wir die Mütter hin, wenn wir die Videos gemeinsam analysieren. Sie sollen ihnen Mut machen und ihnen ein wenig von ihrer Last abnehmen. Denn diese Mütter haben große Schuldgefühle. Sie haben gerade ein Kind bekommen, und jeder nimmt an, sie müssten voller Freude sein. Doch das sind sie nicht, und deshalb fühlen sie sich schuldig. Von solchen Selbstvorwürfen möchten wir sie befreien, zum Beispiel anhand der geglückten Momente des Einsseins mit ihrem Baby, die wir ihnen auf dem Video zeigen können – in der Hoffnung, dass es am Ende der sechs Wochen, die die Mütter bei uns bleiben, vielleicht nicht nur wenige solcher Augenblicke gibt, sondern ganz viele.

Denn ohne den Funken fraglosen Einklangs zwischen Mutter und Baby bleibt alle Sorge, alles Stillen, Wickeln und Kümmern leer. Fehlt die intensive Bindung, leidet das Kind sofort darunter, es ist zappeliger und schreit mehr. Schon vor Jahren gab es eindrucksvolle Studien, die vor Augen führten, wie elementar eine stabile Bindung zur Mutter für das Wohlbefinden des Kindes ist. Fehlt diese, erträgt das Kind neue oder ungewohnte Situationen allein nur sehr schwer. Verlässt die Mutter etwa den Raum, reagiert das Kind darauf mit großer Unruhe, es beginnt zu weinen und lässt sich auch von einer anderen Person nicht trösten. Selbst nach der Rückkehr der Mutter legt sich die

Verunsicherung nur langsam, bleibt noch länger spürbar. Existiert jedoch eine sichere Bindung, wird die vorübergehende Trennung weitaus besser bewältigt. Dann ist das Kind zwar ebenfalls erst einmal frustriert, wenn es zurückgelassen wird. Doch es lässt sich von seinem Schmerz ablenken, und wenn es die Mutter schließlich wiedersieht, strahlt es.

Daher ist es notwendig, nicht nur die erkrankte Mutter zu behandeln, sondern von Anfang an auch die Mutter-Kind-Beziehung zu fördern. Zur Prävention. Kann das Kind nämlich keine sichere Bindung aufbauen, weil die Mutter dazu nicht in der Lage ist, erhöht sich dadurch das Risiko, dass das Kind später selbst eine psychische Störung entwickelt.

Am sinnvollsten ist es, psychisch kranke Mütter schon vor der Geburt therapeutisch zu begleiten, zumal die Verordnung von Medikamenten während der Schwangerschaft keine Option darstellt. Es kommt vor, dass wir stark gefährdete, etwa an einer Psychose erkrankte Schwangere stationär bei uns aufnehmen. Nur zur Entbindung gehen sie in die Gynäkologie und kommen anschließend wieder zu uns zurück auf die Mutter-Kind-Station, wo wir sie weiter betreuen und eine Kinderschwester, die sich um die Babys kümmert, dafür sorgt, dass deren Mütter auch einmal Zeit für sich haben.

Vor einiger Zeit waren wir in der Lage, ein sehr schönes Projekt namens *Safe* durchzuführen. Es lief drei Jahre lang und wurde durch Lotteriemittel finanziert. *Safe*, das war eine intensive Betreuung nicht nur der Mütter, sondern auch der Väter. An sechs Wochenenden vor der Geburt und an sechs Wochenenden danach. Zusätzlich richteten wir eine Hotline ein, damit die werdenden Eltern sich auch außerhalb der Termine jederzeit an uns wenden konnten.

Wie man ein Kind wickelt, wäscht, satt bekommt, wird einem in der Elternschule beigebracht. Aber dort lernt man eben nicht, was es wirklich heißt, sich auf ein neues Familienmitglied einzulassen und was das auch an psychischer Belastung mit sich bringen kann. Das konnten wir in unserem Kurs sehr gut vorbereiten, für die psychisch belasteten Mütter, aber auch für die Väter.

Ich erinnere mich an einen Fernfahrer aus Neukölln. Ein kräftiger Mann, den so schnell nichts umwarf. Zwei Kinder hätte er schon mit anderen Frauen, erzählte er zu Anfang, aber irgendwie sei das alles immer schwierig gewesen mit den Babys. Deswegen habe er beschlossen, es diesmal nicht wieder in den Sand zu setzen. Er hielt Wort. Zu keinem einzigen Termin ließ er seine schwangere Frau allein kommen.

In der Mitte des Lebens

Wenn ich schrieb, dass sich ab der Pubertät der Unterschied zwischen den Geschlechtern in der Erkrankungshäufigkeit deutlich bemerkbar macht – mit Beginn der Volljährigkeit sind junge Frauen bereits doppelt so häufig von einer Depression betroffen wie ihre männlichen Altersgenossen –, dann bedeutet das, dass Phasen hormoneller Umstellung für Frauen mit einer besonderen Anfälligkeit für psychische Erkrankungen verbunden sind. Das liegt aber nicht allein an den Hormonen. Mit dem sich in der Pubertät entwickelnden Körper verändert sich auch die Wahrnehmung der eigenen Person, wird nicht selten kritischer, und das erzeugt Stress. Der Vergleich mit den Körper- und Schönheitsidealen, die in den populären Medien transportiert und dann in der Klasse oder im Freundeskreis als Imperativ übernommen werden, kann einen großen Anpassungsdruck und in der Folge Frustration auslösen, was wiederum die psychische Verletzlichkeit erhöht.

Auch die mit den Wechseljahren erreichte Schwelle zu einem neuen Lebensabschnitt markiert oft mehr als nur die bloße hormonelle Zäsur. Die sprichwörtliche Mitte des Lebens ist erreicht. Der Blick, der sich immer nur auf die Zukunft gerichtet hat, geht erstmals auch zurück. Der so lange Zeit unendlich scheinende Horizont des Kommenden hat von seiner Weite verloren. Die Kinder sind meist aus dem Haus, und das private wie berufliche Dasein hat seine feste Struktur gefunden. Nicht mehr alle Möglichkeiten stehen nun noch offen, und so manche entlang des Weges getroffene Entscheidung kann nicht mehr revidiert werden.

Man beginnt Bilanz zu ziehen: Welcher Wunsch hat sich erfüllt, welcher Traum ist aufgegangen? An welcher Stelle ist man vielleicht falsch abgebogen? Und vor allem: Was wird das Leben wohl noch alles für einen bereithalten? Eine Zeit des Innehaltens, der Unsicherheit auch, in der vergangener, längst überwunden geglaubter Schmerz wieder beginnen kann wehzutun. Genau dann begegne ich diesen Frauen zwischen Mitte vierzig und Mitte fünfzig, wenn sie sich nach Hilfe umsehen. Allesamt sind sie im Leben angekommen und doch haben sie vorübergehend den Kompass verloren, der ihnen immer dabei geholfen hat, durch die Untiefen des Alltags zu steuern.

Da war etwa die auf den ersten Blick so selbstbewusst wirkende Bankangestellte, die doch seit mehreren Wochen keinen Tag mehr ohne Traurigkeit erlebt hatte. Sie war mit einer Gaumen-Lippen-Spalte geboren worden, einer sogenannten Hasenscharte. Obwohl sie sich längst einer korrigierenden Operation unterzogen hatte, konnte man die frühere Einschränkung aufgrund ihres nasalen Sprechens noch ahnen. Nach und nach fand sie, die ihr Leben doch eigentlich so gut gemeistert hatte, im Gespräch Zugang zu ihrer Traurigkeit, und es zeigte sich, dass sie als Kind aufgrund ihres Handicaps jahrelang unter Ausgrenzung gelitten hatte. Für ihre Mitschüler war sie nur »die Behinderte« gewesen, und sie hatte deren Blick übernommen und sich selbst bald so wahrgenommen, als anders, als falsch. Im Beruf klappte es ganz gut, sich mit großem Fleiß zu behaupten, aber privat gelang nur wenig. Beziehungen gingen schnell in die Brüche, und der sehnliche Wunsch nach einem Kind wurde verdrängt – zu groß schien die Gefahr, auch dieses würde mit einer Hasenscharte auf die Welt kommen. So waren die Jahre dahingegangen. Traurigkeit hatte sie sich nie erlaubt, aber nun konnte sie ihr nicht mehr ausweichen. Die alten Verletzungen schmerzten, als wären sie ganz frisch, dazu kam die lange durch beruflichen Erfolg kompensierte, nun aber ihre destruktive Macht ausübende Einsamkeit in der Gegenwart.

Wir überlegten gemeinsam, wie wir vorgehen sollten. Ich schlug der Patientin eine Verhaltenstherapie vor, bei der sie lernen konnte, negative Verinnerlichungen zu erkennen und durch positive, adäquatere Denk- und Verhaltensweisen zu ersetzen. Die übernommenen Zuschreibungen, das Gefühl, behindert zu sein, am Rand stehend, sollten so ihre Wirkung verlieren. Es war ein nicht leichter Weg, aber die Patientin schaffte es, sich endlich so annehmen zu können, wie sie war, und woran ganz sicher eine Narbe nichts änderte: schön und wertvoll.

Noch eine andere Frau kommt mir ins Gedächtnis, eine, die vermeintlich alles richtig gemacht hatte. Ihre Ehe verlief unauffällig, die beiden Kinder hatten als fröhliche, selbstbewusste Erwachsene das Nest verlassen, und auch der Teilzeitjob als Verkäuferin bereitete ihr fast immer Spaß. Keiner, am allerwenigsten sie selbst, konnte nachvollziehen, warum plötzlich die Freude aus ihrem Leben wich und jeder Schritt so schwerfiel, dass sie bald das Bett gar nicht mehr verließ. Ihr riet ich zu einer tiefenpsychologisch fundierten Psychotherapie. In deren Verlauf erkannte sie, wie sehr sie das von ihrer Mutter hochgehaltene Ideal verinnerlicht hatte, allein für Mann und Kinder zu leben und daraus Bestätigung und Kraft zu ziehen. Das war lange gutgegangen, aber nach dem Auszug der Kinder hatte sich eine Leere aufgetan, die sich nicht mehr füllen ließ. Dazu waren leise Zweifel an der Ehe erwacht: Gab es noch genug Gemeinsamkeiten? Brauchten sie einander noch so wie früher?

Durch die Therapie ließ sich der Fokus der allein auf das Wohlergehen der Familie gerichteten Aufmerksamkeit erweitern. An seine Seite trat ein neues Sorgetragen für sich selbst, für das eigene Wohlbefinden, und zusammen mit ihrem Mann gelang es der Patientin schließlich, zu einem veränderten, erneuerten Verständnis ihrer Ehe zu finden.

Diese Beispiele aus der Praxis können verdeutlichen, dass wer in der Mitte des Lebens bewusst oder unbewusst Bilanz zieht, fast immer auch auf Verletzungen stößt, die sein Empfinden und Verhalten geprägt haben. Manchmal genügt das Gespräch mit nahen Menschen, um herauszufinden, wo sich vielleicht etwas ändern sollte. Aber nicht jeder hat die Möglichkeit, auf ein funktionierendes Netzwerk aus Freunden und Familie zurückgreifen zu können. In solchen Fällen könnte eine Therapie dabei helfen, sich über die Vergangenheit klar zu werden und die Gegenwart mit neuem Mut zu bewältigen.

Depression im Alter

Bei Männern geschieht das Bilanzziehen eher später, mit dem Ausscheiden aus dem Beruf. Das Ende des Arbeitslebens bringt einen von vielen als drastisch empfundenen Verlust an Bedeutung und Macht mit sich. Das Leistungsprinzip hat seine Gültigkeit verloren, und nicht länger verheißt das Lösen beruflicher Probleme die Bestätigung der eigenen Fähigkeiten. Auch die Endlichkeit des Lebens rückt mehr und mehr ins Bewusstsein. Die körperliche Fitness zu erhalten fällt schwerer als früher, und es passiert, dass die ersten gleichaltrigen Freunde und Mitstreiter sterben.

Ab diesem Lebensalter, Anfang bis Mitte sechzig, erhöht sich das Risiko, eine Altersdepression zu entwickeln, besonders für Männer signifikant. Auch die Suizidraten steigen an, und zwar in so alarmierender Weise, dass ältere und alte Männer von allen Bevölkerungsgruppen die gefährdetste bilden. Von den über 85-Jährigen schließlich – Männern wie Frauen – weist jeder Fünfte eine depressive Störung auf, nicht selten tritt sie mit oder als Folge einer körperlichen Erkrankung auf, was ihre Diagnose und damit auch ihre Behandlung erschwert. Zusätzlich verstellen Voreingenommenheiten den Blick: Schwindet mit dem Alter nicht ohnehin die Freude am Leben? Verringert sich nicht sowieso der Antrieb? Zieht sich nicht jeder zurück, wenn er im Alltag nicht mehr recht mittun kann? Und worauf soll sich schon die Hoffnung richten, wenn man am Ende des Lebens angekommen ist?

Dabei gäbe es gute Gründe dafür, genauer hinzuschauen. Depressionen bilden neben Demenzerkrankungen nicht nur die häufigste Krankheitsursache im Alter. Depressionen und Demenz bedingen sich oft auch gegenseitig. Eine depressive Störung kann das Risiko für eine dementielle Erkrankung erhöhen, wie umgekehrt die Diagnose einer Demenz zu einer Depression führen kann. Der sich rapide beschleunigende demografische Wandel macht es, auch im Sinne der Prävention, dringend erforderlich, die Betreuung und Behandlung älterer Menschen zu intensivieren.

Eine Möglichkeit dazu sind die im Alexianer St. Joseph-Krankenhaus angebotenen »Memory-Sprechstunden« für Menschen mit einer dementiellen Erkrankung. Die Patienten werden für drei Tage teilstationär aufgenommen und sowohl neurologisch als auch neuropsychologisch untersucht. Zusätzlich erfolgt eine Einschätzung des Alltags.

Eine gerontopsychiatrisch geschulte Schwester überlegt sich in enger Abstimmung mit dem Patienten und seinen Angehörigen Strategien für das Leben zu Hause: Was kann in den eigenen vier Wänden noch geleistet werden? Wo lässt sich etwas verbessern? Wo ist Hilfe dringend vonnöten?

Ziel ist es, den Patienten schon in einem möglichst frühen Krankheitsstadium zu beraten und zu betreuen, um seine Selbstständigkeit zu sichern, solange es geht. Gerade am Anfang lassen sich viele Erscheinungen der Demenz noch durch alltagspraktische Maßnahmen, eine therapeutische Begleitung und auch durch eine geeignete Medikation auffangen. Kann das Leben in der vertrauten Umgebung auf diese Weise noch eine Weile aufrechterhalten und damit ein Heimaufenthalt vermieden oder zumindest hinausgezögert werden, ist das nicht der schlechteste Erfolg. Leider gibt es derartige »Memory-Sprechstunden«, für deren Effizienz gute Nachweise existieren, noch in zu wenigen Städten. In eher ländlichen Regionen findet man sie oft überhaupt nicht.

In den Pflegeheimen werden solche eingehenden Untersuchungen nicht durchgeführt. Auch die Betreuung durch Ärzte anderer Fachrichtungen verschlechtert sich. Kaum eine alte Frau wird noch einmal im Jahr einem Gynäkologen vorgestellt, mit Terminen bei Augen- oder Ohrenärzten sieht es nicht viel besser aus. Vor allem aber die Diagnostik und Behandlung von Depressionen und Demenzerkrankungen, die so wichtig wäre, liegt über weite Strecken brach.

Auch die Psychotherapie, deren Durchführung bei älteren Menschen mit einer Depression oder einer Angststörung eigentlich angezeigt wäre, wird kaum angeboten. Früher ging man davon aus, dass die Strukturen des Gehirns nur bis zum mittleren Lebensalter veränderbar seien und Therapie ab sechzig aufwärts daher kaum mehr nennenswerte Ergebnisse erzielen könne. Heute wissen wir längst um die Veränderbarkeit der Hirnplastizität bis ins hohe Alter und um den Nutzen psychotherapeutischer Interventionen. Doch noch immer hält sich das Vorurteil ihrer Wirkungslosigkeit hartnäckig.

Dazu kommt: Kann man sich die Patienten aussuchen, erscheint es dem einzelnen Psychiater oder Psychologen oft spannender, mit jemandem zu arbeiten, der noch nicht das Alter der eigenen Mutter oder des eigenen Vaters erreicht hat. Häufig fällt es den älteren Menschen ohnehin schwer, eine Therapie zu beginnen, sind sie doch noch zu einer Zeit aufgewachsen, in der das Verschweigen psychischer Probleme und das Gebot, sich am Riemen zu reißen, allgegenwärtig waren. Lassen sich jedoch Arzt und Patient auf den psychotherapeutischen Prozess ein, sind sie manchmal erstaunt, dass doch noch sehr vieles in Bewegung geraten kann: Erleben, Fühlen, Denken und Verhalten. Es sind also Therapieerfolge möglich, die so manchem älteren Menschen mehr Lebenszufriedenheit schenken könnten.

Natürlich würde man den älteren Menschen keine klassische, lange, sich um die Aufarbeitung der ganzen Lebensgeschichte bemühende Psychotherapie anbieten können. Aber nichts spräche gegen Kurzinterventionen. Zehn bis zwanzig Termine, orientiert an der aktuellen Lebenssituation und bestrebt, Ressourcen im Hier und Jetzt zu aktivieren, Aktivierungspläne zu erstellen, positiv verstärkend zu wirken und Krisen aufzufangen, von denen es nicht wenige gibt: den Tod des Ehepartners beispielsweise oder die zunehmend eingeschränkte Selbstständigkeit.

Diese modifizierte Form der Psychotherapie wäre auch für viele Menschen in den Seniorenresidenzen oder Pflegeheimen äußerst hilfreich. Gerade sie trauern oft um den Verlust ihres früheren Alltags. Der therapeutisch unterstützte Rückblick auf das Leben sowie das Aufzeigen aktueller Möglichkeiten könnten entscheidend zur Verbesserung der Stimmung und des Wohlbefindens beitragen.

Aber das passiert nicht. Nur wenige Psychiater besuchen die Altenheime, von Psychotherapeuten ganz zu schweigen. Es gab Modellprojekte, in Heidelberg, auch in Berlin, deren Ergebnisse eigentlich Ansporn genug sein müssten, diese Arbeit fortzusetzen und flächendeckend anzubieten. Angesichts des demografischen Wandels sind der Gesetzgeber und die Krankenkassen dringend gefragt, die Versorgung älterer Menschen mit psychischen Erkrankungen entscheidend auszubauen.

Kapitel 3
Therapie

Es gibt Hilfe

Auch wenn es einem an einer Depression erkrankten Menschen in seiner Verzweiflung und in der ihn umschließenden Düsternis wie der unglaubwürdigste Satz der Welt vorkommen mag: Es gibt Hilfe. Depressionen sind behandelbar, sogar sehr gut behandelbar. Mit Medikamenten, mit Psychotherapie oder mit einer Kombination aus beidem. Für drei Viertel aller Patienten ist die Krankheitsphase im Durchschnitt nach knapp einem halben Jahr wieder vorbei. Gewiss, auch das ist eine lange Zeit, eine schwere zudem, die nicht nur dem Betroffenen sehr viel abverlangt, sondern auch den ihm Nahestehenden. Individuelles Leid sperrt sich ohnehin gegen alles Vergleichen. Was der eine gerade noch so als erträglich einstuft, lässt den anderen allen Lebensmut verlieren, und beide empfinden absolut authentisch. Dennoch, die Aussichten, dass sich alles zum Guten wendet, stehen gut. Selbst ohne Behandlung gehen viele depressive Episoden vorüber, doch eine Therapie sorgt nicht nur für eine kürzere Erkrankungsdauer, sondern hilft auch, weiteren Episoden vorzubeugen.

Deshalb kann und sollte das Behandlungsziel auch durchaus selbstbewusst formuliert werden, denn es gibt allen Grund dazu. Wiederherstellung, darum sollte es gehen. Wiederherstellung der Kompetenz, Alltag und Beruf bewältigen zu können; Wiederherstellung der Zuversicht; Wiederherstellung der Freude am sozialen Miteinander und an der Schönheit vieler Dinge des Lebens.

Das sind Ziele, für die es sich lohnt, Hilfe zu suchen. Niemand muss mit den teilweise erschreckenden Symptomen einer Depression, die den Kern des Ichs zu bedrohen scheinen, allein fertigwerden. Sich jemandem anzuvertrauen zeugt von Stärke, man gibt sich damit keine Blöße. Erst recht nicht vor Menschen, die sich aufrichtig um einen sorgen. Nicht immer stimmt das alte Sprichwort, denn das Leid zu teilen halbiert es nicht automatisch. Aber es kann doch zu der Gewissheit führen, nicht allein zu sein, nichts falsch gemacht zu haben, sich vor dem Partner, den erwachsenen Kindern, dem besten Freund nicht schämen zu müssen. Sie haben vielleicht sowieso schon gemerkt, dass sich etwas verändert hat. Ihre Beobachtungen können auch dem behandelnden Arzt wichtige Hinweise liefern, weil sie die Schilderungen des Betroffenen um eine nicht von der Krankheit beeinträchtigte Perspektive ergänzen.

In den meisten Fällen wird dieser Arzt zunächst einmal der Hausarzt sein. Als natürlicher und vertrauter erster Ansprechpartner bei körperlichen Beschwerden kommt ihm auch eine besondere Rolle bei der Diagnose und Behandlung psychischer Störungen zu. Entweder weil er die Behandlung selbst übernimmt oder, falls nötig, die Überweisung zu einem Facharzt für Psychiatrie beziehungsweise einem Psychologen in die Wege leitet. Immer, ob bei einem Haus- oder bei einem Facharzt, wird am Anfang das Vermitteln von Information stehen: Welche Behandlungsmöglichkeiten gibt es? Welche Nebenwirkungen sind eventuell zu erwarten? Wie könnte ein Therapieplan aussehen?

Wissen nimmt der Erkrankung ihre Undurchschaubarkeit. Aufklärung hilft gegen Angst, aber auch gegen unrealistische Erwartungen. Eine Therapie kann keine Wunder wirken. Sie braucht ihre Zeit, und nicht immer werden alle Wege geradeaus gehen. Aber das Ziel wird allen Beteiligten immer klar vor Augen stehen – die Genesung, auch wenn die dem Erkrankten zeitweise noch so illusorisch erscheint.

»Psychoedukation« nennen die Fachleute die Weitergabe von krankheitsrelevantem Wissen an den Patienten und seine Angehörigen. Sie muss nicht nur in der Praxis oder im Therapiezimmer stattfinden. Es gibt auch spezielle Kurse, die etwa in Kliniken oder in Bildungszentren angeboten werden, und es gibt Selbsthilfegruppen. Keiner weiß besser, was es heißt, erkrankt zu sein, als Menschen, die Ähnliches erlebt haben oder noch erleben.

Der Erfolg der Behandlung steht und fällt mit der Bereitschaft des Patienten, aktiv zu ihrem Gelingen beizutragen. Dazu braucht es das Gefühl, in die Entscheidungen des Arztes oder Therapeuten als gleichberechtigter Partner mit einbezogen zu werden. Vor allem in die wichtigste: welche Behandlung nach Abwägen aller Gesichtspunkte letztendlich gewählt wird.

Wer soll behandeln?

Die aktuelle Leitlinie Depression gibt genaue Empfehlungen für eine je nach Schwere der depressiven Erkrankung abgestufte Versorgung. Bei einer nur leichten Depression kann es ratsam sein, zunächst nur abwartend zu beobachten. Tritt jedoch nach vierzehn Tagen keine Besserung ein oder kommt es gar zu einer Verschlechterung, sollte ein Arzt, ein Facharzt oder ein psychologischer Psychotherapeut, der allerdings keine Medikamente verschreiben darf, aufgesucht werden. Bei einer mittelschweren Depression sollte jedoch nicht abgewartet werden, hier ist der Gang zum Arzt sofort angezeigt.

Der Hausarzt ist angehalten, nach spätestens sechs Wochen ohne spürbares Anschlagen der von ihm zusammen mit dem Patienten gewählten Behandlung einen medizinischen Fachkollegen hinzuzuziehen. Für den psychologischen Psychotherapeuten wird eine Frist von drei Monaten empfohlen. Zu den Fachärzten zählen: Fachärzte für Psychiatrie und Psychotherapie; Fachärzte für Psychiatrie; Fachärzte für Nervenheilkunde sowie Fachärzte für Psychosomatische Medizin und Psychotherapie. Sie alle behandeln Menschen mit einer depressiven Störung ambulant oder in einer Klinik.

Bei schweren Depressionen, für deren Behandlung sich eine Kombination von Psychotherapie und Medikamenten als am wirkungsvollsten erwiesen hat, kann sich eine Indikation zur stationären Behandlung ergeben, wenn die ambulante Behandlung nicht ausreichend ist, die Lebensumstände eine Verschlechterung der gesundheitlichen Situation erwarten lassen, Vereinsamung droht oder drängende Suizidgedanken vorhanden sind.

Unabhängig vom Schweregrad der Depression geht man von drei Behandlungsphasen aus. In der Akuttherapie steht das möglichst schnelle Abklingen der Beschwerden im Vordergrund. Gespräche werden geführt, Maßnahmen ergriffen, Therapiepläne erstellt. Etwas geschieht, das ist die wichtigste Botschaft der ersten Tage. Die Zeit des Alleinseins mit der Erkrankung ist vorüber. Das Leid soll eine Linderung erfahren, und nach und nach soll es zu einer merklichen Verbesserung des Zustands kommen – sodass dem Patienten die Genesung erst als zumindest vorstellbar, dann als durchaus möglich und schließlich auch als tatsächlich erreichbar erscheint. Der Patient soll in die Lage versetzt werden, sein Leben wieder so zu führen wie vor der Erkrankung.

Doch auch dann sollte die Behandlung noch fortgesetzt werden. Die Erhaltungstherapie dient der Stabilisierung. Denn trotz Abklingen der Symptome ist die Erkrankung nicht ganz vorbei, es besteht noch die Gefahr eines unerwünschten Rückfalls. Daher ist es wichtig, die Psychotherapie weiterzuführen oder die Medikamente weiterhin einzunehmen, und zwar noch über mehrere Monate. Das senkt das Risiko, erneut zu erkranken, um ziemlich eindrucksvolle siebzig Prozent.

Aber eben leider nicht um hundert. Es kann Rückfälle geben. Jede depressive Episode erhöht die generelle Anfälligkeit, noch einmal zu erkranken. Aus diesem Grund bietet es sich an, Menschen, die bereits eine oder gar mehrere schwere Episoden durchlebt haben, eine Rezidivprophylaxe vorzuschlagen, die einem Wiederauftreten der Krankheit, also einem Rezidiv, vorbeugen soll. Ihre Dauer umfasst mindestens ein Jahr, ist aber generell nicht begrenzt und kann sich unter Umständen auch über einen noch längeren Zeitraum erstrecken. Manchen Patienten fällt das Akzeptieren dieser weitreichenden Therapiemaßnahmen recht schwer. Sie fühlen sich gefährdet, hadern mit ihrer Vulnerabilität und glauben sich nicht mehr so belastbar wie früher. Zudem erfahren sie die fortgesetzte, manchmal mit merklichen Nebenwirkungen verbundene Behandlung als einen Eingriff in ihre Lebensgestaltung. Auch hier ist der behandelnde Arzt gefragt, jede von ihm vorgeschlagene Maßnahme in ihrer Wichtigkeit, aber auch in all ihren möglichen Auswirkungen verständlich zu erläutern, um den Patienten auf diese Weise in die Entscheidungsfindung einzubinden und die Akzeptanz der gewählten Behandlung zu erhöhen.

Wie wirken Antidepressiva?

Der wichtigste Satz gleich vorab: Antidepressiva machen nicht abhängig. Sie gehören zwar zu den Psychopharmaka, aber es besteht keinerlei Gefahr für eine Sucht. Und, genauso wichtig: Antidepressiva verändern nicht die Persönlichkeit. Das übernimmt die Depression schon selbst. Die Medikamente bringen stattdessen das wieder ins Lot, was durch die Krankheit aus dem Gleichgewicht geraten ist.

In unserem Gehirn gibt es unzählige Nervenzellen,

zwischen denen Signale und Informationen übertragen werden. Dazu muss es aber eine Verbindung zwischen den einzelnen Zellen geben, eine Art Scharnier, in dem die Weiterleitung der Signale passiert. Diese Verbindung ist der synaptische Spalt, der zwischen zwei Zellen klafft. Im synaptischen Spalt kommt es zur entscheidenden Kontaktaufnahme. Wie ein Artist am Trapez, der unter der Zirkuskuppel einen Kollegen, der den Sprung ins Nichts gewagt hat, sicher fängt, finden dort die Nervenzellen zueinander. Bewerkstelligt wird das mithilfe von speziellen chemischen Botenstoffen wie Serotonin oder Noradrenalin. Man nennt sie auch Transmitter, vom lateinischen Verb *transmittere*, »hinüberschicken«. Die Transmitter nehmen das Signal der einen Nervenzelle auf und – Boten, die sie sind – reichen die empfangene Nachricht an die nächste Nervenzelle weiter. Die Informationen können weiterfließen.

Bei Menschen mit einer depressiven Erkrankung ist jedoch genau diese Signalübertragung gestört. Es fehlt ihnen an Serotonin und Noradrenalin im synaptischen Spalt. Zu wenige Botenstoffe – keine übertragene Botschaft. Die Information schafft den Sprung nicht mehr von einer Nervenzelle zur anderen. Der Artist am Trapez wird von seinem Kollegen nicht aufgefangen. Wenn man jetzt noch hinzufügt, dass es zum Jobprofil des Serotonins gehört, Freude weiterzuleiten, und dass Noradrenalin für die Übertragung von Elan und Tatkraft zuständig ist, wird der Zusammenhang mit den Symptomen einer Depression klar. Genau daran nämlich, an Freude und Antrieb, fehlt es dem Erkrankten.

Hier kommen Antidepressiva ins Spiel. Sie sollen dafür

sorgen, dass die Botenstoffe wieder länger im synaptischen Spalt verbleiben und so den Stoffwechsel im Gehirn neu ausbalancieren. Der abgesunkene Serotonin- und Noradrenalinspiegel soll wieder auf ein gesundes Maß erhöht werden, damit es zwischen den Nervenzellen wieder zu einem reibungslosen Informationsfluss kommt.

Eigentlich ganz einfach. Wenn ich eine Stoffwechselerkrankung der Schilddrüse habe, dann muss ich Hormone dazugeben, weil die Schilddrüse sie nicht mehr ausreichend produziert. Die Hormone nehme ich in Tablettenform ein. Und wenn ich zu wenig Serotonin im synaptischen Spalt habe, muss ich auch dafür sorgen, dass sich das wieder ändert, etwa durch Antidepressiva. Darum handelt es sich beim Einnehmen der Tabletten eben nicht um eine gefährliche Beeinflussung meiner Persönlichkeit, meines Ichs. Vielmehr versetzen mich die Medikamente überhaupt erst wieder in die Lage, zu meinem Ich zurückzufinden, indem sie die Dysbalance der Botenstoffe in meinem Gehirn wieder ins Gleichgewicht bringen, was eine gewisse Zeit in Anspruch nimmt. Meist setzt die Wirkung von Antidepressiva erst nach zwei Wochen ein, in manchen Fällen vergeht auch ein Monat. Wer also versucht, sich mit diesen Medikamenten kurzfristig auf ein Leistungshoch zu katapultieren, wird enttäuscht sein. So schnell schießen die Preußen nicht.

Auch hier ist die Aufklärung des Patienten durch den Arzt elementar. Wie der bestimmte Patient X auf das bestimmte Medikament Y ansprechen wird, lässt sich nämlich nicht vorhersagen. Ähnlich wie bei Blutdruckmitteln müssen unter Umständen erst mehrere Medikamente ausprobiert werden, bis schließlich das passende, sprich: heilende gefunden ist. Am Anfang jeder Behandlung sollte ein ausführliches Gespräch stehen, in dem die Wirkungsweise der Medikamente erläutert wird. Zu ihr gehören leider, wie bei praktisch allen verschreibungspflichtigen Medikamenten, auch die Effekte, die man lieber vermeiden würde. Ja, es gibt Nebenwirkungen. Häufig sind sie jedoch nur vorübergehender Natur. Was letztlich überwiegt, der Nutzen oder die Zumutung, oder ob gegebenenfalls eine andere Therapiemöglichkeit gefunden werden muss, vermag nur der zu entscheiden, der die Medikamente nimmt.

Die verschiedenen Antidepressiva

Manche Medikamentengruppen werden schon seit über sechzig Jahren zur Behandlung depressiver Störungen eingesetzt, allen voran die tri- und tetrazyklischen Antidepressiva, kurz TZA. Wie gewünscht sorgen sie dafür, dass genug Serotonin und Noradrenalin im synaptischen Spalt verbleibt und nicht direkt, noch ehe es zur Signalübertragung kommt, wieder von der abgebenden Nervenzelle aufgenommen wird. Der Weg zurück wird also blockiert. TZA verrammeln aber gleich noch weitere Türen, nämlich die Andockstellen anderer Botenstoffe wie Histamin oder Acetylcholin, und das kann zu Nebenwirkungen wie einem Austrocknen der Mundschleimhaut oder verstärkter Müdigkeit führen.

Geschickter stellen sich da die Selektiven Serotonin-Wiederaufnahmehemmer (SSRI) und die Serotonin-Noradrenalin-Wiederaufnahmehemmer (SNRI) an. Ihr Name ist Programm: Sie kümmern sich gezielter um die durch die Depression beeinträchtigte Wirkung bestimmter Botenstoffe. Der Serotonin- beziehungsweise Noradrenalinspiegel im synaptischen Spalt soll erhöht werden, die anderen Botenstoffe sind davon weniger betroffen. Leider kann es auch bei der Einnahme von SSRI oder SNRI zu Nebenwirkungen kommen, etwa zu Übelkeit, Kopfschmerzen oder zu Problemen bei der männlichen Sexualität in Form von Erektionsstörungen.

Erweisen sich SSRI und SNRI als wirkungslos, können Monoaminoxidase-Hemmer zum Einsatz kommen. Diese Medikamente sorgen dafür, dass das Enzym Monoaminoxidase (MAO), das für den Abbau von Serotonin und Noradrenalin sorgt, in seiner Arbeit behindert wird. Schließlich sollen sich die Botenstoffe um die Reizübertragung kümmern und nicht einfach so wieder abgebaut werden. Bei der Einnahme von MAO-Hemmern ist es jedoch notwendig, seine Essensgewohnheiten umzustellen und auf bestimmtes Essen und bestimmte Getränke zu verzichten, um gefährlichen Bluthochdruck zu vermeiden.

Spricht ein Patient auf Antidepressiva nicht an, können zusätzlich von erfahrenen Ärzten stimmungsstabilisierende Lithiumsalze verschrieben werden. Sie werden auch eingesetzt zur Vorbeugung neuerlicher depressiver Episoden oder zur Suizidprävention.

Heilpflanzen wie Johanniskraut wird oft eher vertraut als chemischen Präparaten. Bei der Behandlung von leichten und mittelschweren Depressionen konnten tatsächlich in einigen Studien positive Wirkungen von Johanniskraut nachgewiesen werden. Allerdings kann es bei der Anwendung von Johanniskraut zu unerwünschten Wechselwirkungen mit anderen Medikamenten kommen, weshalb vorher unbedingt ein Arzt konsultiert werden sollte.

Nicht zu den Antidepressiva zählen Benzodiazepine, also Schlaf- und Beruhigungsmittel. Sie machen bereits nach wenigen Wochen abhängig, werden aber manchmal verschrieben, um den Patienten akut vor den allzu bedrängenden Symptomen einer depressiven Störung zu schützen, solange die Wirkung der verordneten Antidepressiva noch nicht eingesetzt hat. Benzodiazepine sollten stets so kurz wie möglich und in der kleinsten notwendigen Dosis eingenommen werden.

Wann sollten Antidepressiva verschrieben werden?

Die Leitlinie legt sich fest: »Je schwerer eine Depression ist, desto eher haben Betroffene einen Nutzen von einer Behandlung mit Antidepressiva.« Das heißt, dass die Gabe von Medikamenten bei einer leichten Depression nicht angezeigt ist, denn ihre Wirkung übersteigt in diesem Fall nicht die eines Placebos. Nur haben Placebos eben keine Nebenwirkungen. Hier sollte eher abgewartet werden und, zeigt sich nach zwei Wochen keine Besserung, eine Psychotherapie begonnen werden. Bei mittelschweren Depressionen lautet die Regel: Psychotherapie oder Antidepressiva. Und bei einer schweren Depression hat sich eine Kombination aus beidem als am wirksamsten erwiesen. Geschlechtsspezifische Unterschiede in der Wirkungsweise von Antidepressiva konnten bisher übrigens nicht festgestellt werden.

Das sind die Empfehlungen der Leitlinie. Aber selbstverständlich gibt es immer auch Ausnahmen. Manche Patienten sagen: Ich will keine Psychotherapie, ich will ganz schnell gesund werden. Sie fordern daher von vornherein ein Medikament, auch weil sie vielleicht früher schon gute Erfahrungen mit Antidepressiva gemacht haben oder sie eine Psychotherapie scheuen. Denn die bedeutet ja immer auch, sich mit einem Problem intensiv auseinandersetzen zu müssen, wovor einige zurückschrecken.

Zudem wird Psychotherapie in Deutschland ausschließlich von ärztlichen und psychologischen Psychotherapeuten angeboten, zu denen durchzudringen oft alles andere als einfach ist. Da können schon einmal Wochen bis zum Erstgespräch vergehen und bis zum Beginn der Therapie sogar Monate. Selbst in Großstädten gibt es diese Wartezeiten, in ländlichen Regionen erst recht. Daher bietet es sich manchmal an, zur Überbrückung erst einmal Medikamente zu verordnen. Schlagen die dann an, sehen viele Patienten keine Veranlassung mehr, eine ja doch zeitaufwendige Psychotherapie überhaupt zu beginnen.

Antidepressiva sollten gewissenhaft eingenommen werden, regelmäßig und in der vom Arzt verschriebenen Dosis. Nur so können sie ihre Wirkung entfalten. Besonders am Anfang der Behandlung ist ein enges Arzt-Patienten-Verhältnis wichtig, denn es kann nach Einnahme der Tabletten zu einer verstärkten Unruhe kommen. Wenn die depressionstypische Antriebslosigkeit verschwindet und neue Energie frei wird, Traurigkeit und Niedergeschlagenheit aber immer noch da sind, besteht unter Umständen ein erhöhtes Risiko für das (Wieder-)Auftreten von Suizidgedanken. Der Arzt könnte daher erwägen, für diese kurze und genau eingegrenzte Zeit des Dazwischen zusätzlich ein Beruhigungsmittel zu verschreiben, um eine mögliche Gefährdung des Patienten zu vermeiden.

Antidepressiva sollten nie einfach abgesetzt, sondern langsam durch eine allmähliche Reduzierung der Dosis »ausgeschlichen« werden. Wie lange die Behandlung mit Medikamenten auch nach dem Abklingen der akuten Symptome fortgesetzt werden sollte, hängt von der individuellen Krankengeschichte ab. Gab es früher schon depressive Episoden, möglicherweise so schwerer Natur, dass die ganze Lebensführung beeinträchtigt war? Dann könnte angezeigt sein, nach der wichtigen Erhaltungstherapie, die bis zu neun Monate in Anspruch nehmen kann, auch über diesen Zeitraum hinaus das Antidepressivum in der gewohnten Dosis weiter einzunehmen.

Elektrokrampftherapie – Gehirnstimulation als Therapie

Wohl keine andere Behandlungsmethode hat die Vorurteile gegen die Versorgung in einer psychiatrischen Klinik so sehr befeuert wie die Elektrokrampftherapie (EKT). Als Schreckbild einer aus dem Ruder laufenden Ausübung ärztlicher Macht steht sie *pars pro toto* für all das Ängstigende und Bedrohliche, das viele Menschen noch immer mit der Psychiatrie verbinden. Sicher hat auch hier *Einer flog über das Kuckucksnest* ganze Arbeit geleistet. Einen nach der EKT-Behandlung fast vollkommen seiner Persönlichkeit beraubten Jack Nicholson vergisst man eben nicht so schnell, wahrscheinlich nie.

Wer indes den Film oder auch Berichte aus früherer Zeit mit der Wirklichkeit heutigen Psychiatrie-Alltags abgleicht, wird schnell bemerken, dass die EKT nur noch selten angewendet wird, aber wenn, dann mit sehr gutem Erfolg und vor allem ohne die vermuteten traumatischen Folgen für den Patienten.

Empfohlen wird die Behandlung bei Depressionen, die schwer oder chronisch verlaufen und, das ist der entscheidende Punkt, bei denen weder die Behandlung mit Antidepressiva noch Psychotherapie zu einer nennenswerten Besserung der Beschwerden geführt haben. Man spricht daher auch von therapieresistenten Depressionen. Viele Studien, vor allem aus dem amerikanischen Raum, haben in solchen Fällen die hohe Wirksamkeit der EKT nachgewiesen.

Üblicherweise umfasst eine Therapie, der selbstverständlich eine genaue Aufklärung des Patienten vorangeht, insgesamt um die zehn Einzeltermine, die sich über mehrere Wochen erstrecken. Durchgeführt wird die EKT während einer zehnminütigen Kurznarkose. Zuvor bekommt der Patient ein Medikament zur Muskelentspannung, welches das für gemeinhin mit der EKT assoziierte Aufbäumen des Körpers vollständig verhindert. Dann werden Elektroden auf der Kopfhaut festgeklebt. Sie ermöglichen die Übertragung einer Vielzahl kurzer, insgesamt nur wenige Sekunden dauernder Stromimpulse, durch die ein Krampfanfall ausgelöst wird.

Auch die EKT hat Nebenwirkungen. Daher sollte wie bei jeder anderen Therapie eine vorherige Abwägung von Nutzen und Risiko erfolgen. Als Nebenwirkungen können in einzelnen Fällen Schwindelgefühle, Kopf- und Muskelschmerzen oder auch leichte Gedächtnisstörungen auftreten, die jedoch allesamt nach kurzer Zeit wieder verschwinden. Wie und warum die EKT wirkt, ist noch gar nicht so genau erforscht. *Dass* sie wirkt, jedoch schon. Zumindest weiß man, dass sie das Wachstum der Nervenzellen im Gehirn und die Übertragung der Signale zwischen ihnen wieder anregt.

Ich kann mich an gleich mehrere Patienten erinnern, die zu uns in die Klinik kamen und sich ausdrücklich eine EKT-Behandlung gewünscht haben. Zu lang schon litten sie unter der Depression, zu schwer war ihr Verlauf, und weder Psychotherapie noch Medikamente hatten geholfen. Die EKT brachte die Wende. Nach wenigen Behandlungen hellte sich die Mimik der Patienten auf, und sie erschienen schon wieder merklich aktiver. Nach Abschluss der Therapie konnte von einer deutlichen Verbesserung der Symptome gesprochen werden, in Einzelfällen waren sie sogar ganz verschwunden. Zur Stabilisierung und zur Erhaltung setzten wir die Behandlung mit Psychotherapie sowie einer individuell abgestimmten antidepressiven Medikation fort, und nach einer gar nicht so langen Zeit konnten wir die Patienten zur weiterführenden ambulanten Behandlung nach Hause entlassen.

Das Mittel der ersten Wahl: Psychotherapie

Wir waren verzweifelt. Wir hatten so vieles versucht, aber dieser Patient stellte uns vor Probleme, für die es keine Lösung zu geben schien. Ein Mann mittleren Alters, Akademiker, klug, eloquent, von seiner Lehrtätigkeit an der Universität gewohnt, Probleme von allen Seiten zu betrachten und lösungsorientiert zu denken. Aber diese Fähigkeit schien er verloren zu haben. Seine Gedankenwelt hatte sich verengt, Angst hielt ihn gefangen, die Angst zu sterben. Denn, das sagte er immer wieder, er habe Prostatakrebs, der auch schon Metastasen entwickelt habe und bald schon den ganzen Körper erfasst haben würde. Der Tod schien ihm eine ausgemachte Sache.

Aber jede einzelne der zahlreichen körperlichen Untersuchungen, die angestellt wurden, erbrachte immer nur dasselbe Ergebnis: kein Krebs, kein Anlass zur Sorge. Doch das half nichts. Man zeigte dem Patienten Ultraschallbilder, diskutierte Blutwerte mit ihm, bemühte Spezialisten – er wischte das alles zur Seite. Er glaubte fest daran, krank zu sein, und alle gegenteiligen Beteuerungen kamen ihm wie arglistige Täuschungsmanöver vor. Er hatte das Gefühl, nicht nur Krebs im Endstadium zu haben, sondern auch vollkommen alleingelassen zu werden mit seiner Erkrankung. Neben seiner wahnhaften Störung wies er zusätzlich eindeutige Symptome einer Depression auf.

Er war freiwillig zu uns in die Klinik gekommen, und die Kollegen auf der Aufnahmestation hatten ihn zunächst mit Neuroleptika behandelt, um seine verzerrte Realitätswahrnehmung zu korrigieren. Ohne Erfolg. Manchmal kommt in einer Behandlung der Punkt, an dem man innehalten und alles hinterfragen muss. Offensichtlich war der gewählte Ansatz falsch. Vielleicht durfte man sich nicht nur auf den so klar definierten Wahn konzentrieren, sondern musste versuchen, mehr in die Tiefe zu gehen. Vielleicht musste man nach den Verinnerlichungen und jenen Entwicklungen seiner Persönlichkeit schauen, die es dem Mann unmöglich machten, sein gewohntes Leben zu führen.

Wir begannen mit einer intensiven, tiefenpsychologisch fundierten Psychotherapie. Gemeinsam mit dem Patienten schlüsselten wir in vielen Stunden seine ganze Lebensgeschichte auf. Es stellte sich heraus, dass er streng christlich erzogen worden war, nach Grundsätzen, die keine Zweifel offen ließen, wie man leben sollte, was man durfte und was nicht. Oder wie Freud es formuliert hätte: Sein Über-Ich, also die im Anschluss an elterliche Vorschriften verinnerlichte Gewissensinstanz, war stark ausgeprägt. Er hatte früh geheiratet, zwei Kinder waren schnell hintereinander geboren worden. Alles verlief in genau abgesteckten Bahnen. Und doch hatte immer etwas gefehlt.

Der Wunsch, aus der Ordnung auszubrechen, hatte sich irgendwann nicht mehr unterdrücken lassen. Der Patient begann ein außereheliches Verhältnis, das ihn nicht nur sexuell befriedigte, sondern ganz allmählich, da waren schon einige Jahre vergangen, auch sein Herz berührte. Er verliebte sich in die andere Frau. Damit war das Dilemma perfekt. Was tun? Eine Scheidung kam nicht in Frage, die

Ehe funktionierte ja. Außerdem ließ das sein christliches Über-Ich nicht zu. Es war ein unlösbar scheinender innerer Konflikt, der eine immer stärkere psychische Belastung verursachte, eine ungute Mischung aus Scham, schlechtem Gewissen, Selbstvorwürfen und Verzweiflung.

Irgendwann hatte sich dann bei ihm die Überzeugung eingenistet, an Krebs erkrankt zu sein, und zwar nicht an irgendeiner Krebsart, sondern an Prostatakrebs. Die wahnhafte Störung hatte einen gewichtigen sekundären Effekt. Erst brach durch sie eines der Fundamente der außerehelichen Beziehung, die gelingende Sexualität, weg. Bald darauf konnte aufgrund seiner langen Krankenhausaufenthalte, die den Mann vom gewohnten Umfeld separierten, die ganze Verbindung nicht mehr gelebt werden. Der Konflikt zwischen dem Über-Ich und dem, was Freud »Es« nennt, die Bedürfnisse des Triebs, war so stark geworden, dass ihn das zwischen allen Stühlen sitzende Ich nicht mehr bewältigen konnte. Daraufhin hatte die Psyche reagiert, und es war zu der wahnhaften Störung gekommen, die auf ihre Weise dafür sorgte, den Konflikt erst einmal auszusetzen.

Im Dunkel des gelebten Augenblicks bleibt vieles, was geschieht, unklar in seiner Bedeutung. Erst die nachträgliche Erzählung bringt eine Ordnung ins Gelebte hinein, die ein Muster erkennen lässt, eine Folgerichtigkeit oder sogar einen Sinn, der gedeutet werden kann. Eine Möglichkeit, solch eine Erzählung im Gespräch zu entwickeln, bietet die Psychotherapie.

Im vorliegenden Fall konnten wir den langanhaltenden Konflikt des Patienten lösen, indem wir ihn, zusammen mit einem christlichen Seelsorger, von seinen Schuldgefühlen wegen der Zweitbeziehung entlasteten. Aus diesem Schritt folgten weitere, denn der Mann wollte nun reinen Tisch machen. In einem von uns begleiteten und nachreflektierten Paargespräch erzählte er seiner Frau von dem, was er ihr jahrelang verheimlicht hatte. Auch mit der zweiten Frau traf er sich, denn es war ihm wichtig, die Beziehung, die durch die Verkettung der Umstände in die Brüche gegangen war, auf eine andere, angemessenere Weise zu beschließen. Fast erübrigt es sich zu sagen: Vom Glauben, unheilbar an Krebs erkrankt zu sein, blieb am Ende nichts mehr übrig. Mit der Klärung des Konflikts hatten auch die wahnhafte Störung und die Depression ihren Sinn verloren.

Sprechen hilft

Die Geschichte dieses Patienten kann nicht stellvertretend für den Verlauf einer depressiven Störung stehen. Dafür ist sie gerade auch in ihrer Auflösung zu außergewöhnlich. Aber sie kann etwas verdeutlichen, was mir sehr am Herzen liegt. Psychiatrie ist vor allem eines: Sprechen. Bei allen Störungsbildern sollte Psychotherapie immer das erste Mittel der Wahl sein. Zumal bei Depressionen, die nicht selten entstehen, weil einer aktuellen Problematik ein früherer, unbearbeiteter Konflikt zugrunde liegt. Wird der nicht bewältigt, können die Symptome immer wieder auftreten.

Man darf nicht aufhören zu sprechen. Ein ganz wesentlicher Faktor am Anfang einer jeden Behandlung ist es, von Schuldgefühlen zu entlasten. Indem man die möglichen biologischen, psychologischen und sozialen Ursachen einer Depression erläutert, führt man dem Patienten vor Augen, dass er für seine Erkrankung nicht verantwortlich ist. Er muss kein schlechtes Gewissen haben, er ist kein Versager.

Man muss Hoffnung vermitteln: Ja, im Moment ist es ganz schlimm für Sie, denn Sie sagen, Sie fühlten sich wie in einem lichtlosen Bunker eingeschlossen, ohne Zugang zur Welt. Aber aus meiner eigenen Erfahrung heraus kann ich Ihnen versichern: Das geht wieder weg. Ich bin seit dreißig Jahren Psychiaterin und weiß, dass Sie da wieder rauskommen werden. Wann genau, kann ich Ihnen nicht sagen, vielleicht wird es Wochen dauern, aber es wird geschehen. Wenn wir eine Therapie machen, wird es Ihnen wieder besser gehen. Aber bis dahin müssen wir die Zeit, in der es Ihnen so schlechtgeht, gemeinsam durchstehen. Wir schließen einen Pakt.

Man versucht, eine vertrauensvolle therapeutische Beziehung zum Patienten aufzubauen. Das gelingt nicht, wenn man nur sachlich bleibt und sagt: Sie haben nach ICD-10 eine schwere Depression, die wir nun gemäß der Leitlinie mit Psychotherapie und Medikamenten behandeln werden. Nüchternheit weist nicht in die Zukunft, sondern sperrt in der unguten Gegenwart ein. Es kommt auf eine von professioneller Nähe und Sorge, von Respekt und Wertschätzung geprägte Arzt-Patienten-Beziehung an. Sie ist das wichtigste Mittel zur Heilung, das wir haben, und trägt entscheidend zum Erfolg bei. Medikamente können wirkungsvoll sein, aber sie helfen nur, wenn der Patient

Vertrauen zum Arzt oder zum psychologischen Therapeuten sowie zu der gewählten Behandlung fasst.

Mit dem Gestalten der Beziehung zum Patienten berühren wir den Kernpunkt des Psychiater-Seins, wie ich es verstehe. Beziehungsgestaltung heißt für mich, immer und immer wieder zu versuchen, mit dem gesunden Ich des Patienten einen Bund zu schmieden und gemeinsam und auf Augenhöhe an der auslösenden Situation, an den Konflikten, Gefühlen und Gedanken zu arbeiten. Das funktioniert nicht, ohne dass ich mich im Gespräch wirklich immer in den anderen einzufühlen versuche. Wenn ich dem Patienten Nähe, Fürsorge, Präsenz anbiete, zeige ich meine eigenen Gefühle, doch ich offenbare mich dabei nicht vollständig. Das wäre unprofessionell. Es geht bei jeder Rückmeldung, die ich gebe, um eine selektive Authentizität. Ich darf meine Betroffenheit mitteilen, wenn mich die Geschichte eines Patienten anrührt, ich muss es sogar. Aber ich darf nie die nötige Distanz verlieren, von der die Tragfähigkeit der therapeutischen Beziehung abhängt.

Nur dann schaffe ich es, nicht selbst in die Resignationsschleife zu geraten, in der sich viele an einer schweren depressiven Störung erkrankte Menschen gefangen zeigen. Sie sind wochenlang auf Station, bekommen Psychotherapie, nehmen erst das eine Medikament, dann, weil es nicht wirkt, das nächste, aber noch immer ist keine Besserung spürbar. Niemandem wäre geholfen, würde ich dann auch resignieren. Weitermachen ist wichtig, aktiv Hoffnung vermitteln: Das hat nicht geholfen, aber lassen Sie uns doch schauen, was wir jetzt tun können. Jetzt gehen wir den nächsten Schritt. Sie werden da rauskommen. Ganz bestimmt. Man muss dem Patienten konstant ein positives, offenes, zugewandtes und vertrauensvolles Beziehungsangebot machen, das ihm dabei hilft, Hoffnungslosigkeit zu ertragen. Nähe, Interesse und Anerkennung zu erleben kann ein wichtiger Faktor dafür sein, die für die Gesundung so nötige Zuversicht zurückzugewinnen.

Um mich auf die Beziehung zum Patienten wirklich einlassen und selektiv authentisch sein zu können, muss ich in der Lage sein, in jedem Abschnitt der Therapie einen Schritt zur Seite zu tun und das Geschehen zu reflektieren. Dazu gehört auch, mich selbst immer wieder zu hinterfragen. Jeder künftige Psychiater absolviert während seiner Facharztausbildung eine Selbsterfahrung. Das heißt, man macht über viele Stunden selbst eine Therapie und schaut sich seine eigenen Denk- und Verhaltensmuster an. Wo liegen meine Stärken, wo meine Schwächen? Welche Strategien habe ich beim Umgang mit Konfliktsituationen? Welche Prägungen habe ich durch meine Lebensgeschichte erfahren? Welche Vorstellungen habe ich von mir selbst? Welche ungelösten Konflikte trage ich mit mir herum? Welches Vater-, welches Mutterbild habe ich verinnerlicht? Welche im familiären Kontext entstandenen Konflikte sollte ich mir vielleicht einmal genauer anschauen und auch bearbeiten?

Das kann durchaus ans Eingemachte gehen, hat aber seinen ganz bestimmten therapeutischen Sinn. Um in der Beziehung zum Patienten empathisch bleiben zu können, muss ich wissen, an welchen Stellen ich aufzupassen habe. Ich muss um meine eigenen Fallstricke in der Interaktion wissen. Habe ich beispielsweise in der Kindheit einen stark pedantischen, in seiner Ordnungswut fast zwanghaften Elternteil erlebt, dann laufe ich vielleicht Gefahr, dass ich einem ähnlich zwanghaften Patienten mit Ungeduld und Gereiztheit begegne, weil er mich an meinen Vater oder an meine Mutter erinnert. Das gilt es zu vermeiden. Die Selbsterfahrung hilft einem dabei, die eigene Geschichte besser zu kennen und sich professionell und ohne unbewusst wirkende Ressentiments auf den Patienten einlassen zu können.

Kognitive Verhaltenstherapie

In Deutschland gibt es zwei psychotherapeutische Verfahren, deren Anwendung von den gesetzlichen Krankenversicherungen bezahlt wird. Zu diesen sogenannten »Richtlinienverfahren« gehören einmal die Verhaltenstherapie und zum Zweiten die psychoanalytischen Verfahren, zu denen die tiefenpsychologisch fundierte und die analytische Psychotherapie gezählt wird. Man nennt sie auch psychodynamische Psychotherapie. Beide Richtlinienverfahren haben das Ziel, dem Patienten zu einer Neuausrichtung seines Empfindens und Verhaltens zu verhelfen, doch es gibt Unterschiede zwischen ihnen. Wollte man sie auf eine Formel bringen, könnte man sagen: Beim verhaltenstherapeutischen Ansatz steht die Bewältigung eines konkreten aktuellen Problems im Vordergrund, bei den psychodynamischen Verfahren hingegen die Bewusstmachung und Klärung eines lebensgeschichtlich verankerten, meist unbewusst fortwirkenden Konflikts.

Der Verhaltenstherapie geht es um das Erkennen von erlernten, verfestigten, das Verhalten prägenden dysfunktionalen Denk- und Erlebensmustern. Sind sie erst einmal identifiziert, können sie, so der Ansatz, auch wieder verlernt werden und adäquateren Gedanken und Überzeugungen Platz machen. Jemand, der an einer depressiven Störung erkrankt ist, nimmt aufgrund von Verlusterfahrungen oder traumatischen Erlebnissen sich selbst, seine Umwelt und seine Zukunftsaussichten wie durch einen verzerrenden, rein negativen Filter wahr. Für Rückschläge und Niederlagen sucht er stets die Schuld bei sich. Die Erfahrung eines Scheiterns lässt ihn auch künftig Misserfolge erwarten.

Die Unkontrollierbarkeit einer Situation wird hochgerechnet auf alle kommenden Ereignisse. Konnte ein Problem nicht gelöst werden, fehlt ihm der Mut, ein anderes anzugehen, weil er erwartet, wieder zu versagen. Kommt es zur Ablehnung durch andere Menschen, reagiert er darauf mit der Infragestellung seiner ganzen Person. Er wertet sich selbst ab, fühlt sich ungeliebt, nicht gut genug. Auf neue belastende Situationen reagiert er von vornherein mit Rückzug und Antriebslosigkeit. So sehr verinnerlicht sind die negativen Gedankenabläufe, dass ein Ausbrechen aus ihnen nicht mehr glückt, und das nährt wiederum die depressive Störung und verstärkt sie noch.

Die Verhaltenstherapie bietet nun die Möglichkeit, im intensiven Dialog zwischen Arzt beziehungsweise Psychologen und Patient solche automatisierten Denkgewohnheiten aufzuspüren und ihre Unangemessenheit aufzuzeigen. Die Gedankenkreisläufe sollen gestoppt und die Dinge aus einer anderen, weniger selbstabwertenden Perspektive betrachtet werden. Alternative Denkweisen werden eingeübt, die dann zu einem veränderten Verhalten in belastenden Situationen führen. Positive Erfahrungen sollen die alten negativen Muster ersetzen, Selbstwirksamkeit soll bei der Bewältigung von Krisen erlebt werden. Allmählich kann sich so die erlernte Hilflosigkeit in ein neues Vertrauen in die eigenen Fähigkeiten und Bewältigungsstrategien verwandeln.

Wie schnell das geht, hängt von der Schwere der Depression ab. Die Länge einer Therapie lässt sich daher nie verbindlich vorhersagen. Eine Verhaltenstherapie kann in Ausnahmefällen ein Jahr oder länger in Anspruch nehmen, doch häufig kommt es recht schnell zu einer deutlichen Linderung der Symptome, und es genügt eine Kurzintervention von fünfundzwanzig Therapiesitzungen, von denen jede in der Regel fünfzig Minuten dauert.

Psychodynamische Verfahren

Manchmal reicht es aber nicht, nur die Symptome zu beseitigen. Wenn die eine depressive Störung bewirkenden Konflikte tiefer liegen, werden sie trotz veränderter Denkmuster immer wieder ihre zerstörerische Kraft entfalten, so lange, bis sie wirklich ins Bewusstsein gehoben und bearbeitet werden. Das ist der Ansatz der psychodynamischen Therapieverfahren.

Ihr Ahnherr ist Sigmund Freud, dem das Verdienst gebührt, gegen Ende des 19. Jahrhunderts mit dem berühmten Satz »Das Ich ist nicht Herr im eigenen Haus« auf die überragende Bedeutung des Unbewussten für die Persönlichkeitsentwicklung und die psychische Gesundheit hingewiesen zu haben. Was uns Unlust bereitet oder woran wir uns nicht erinnern wollen, weil die Erinnerung mit Schmerzen verbunden wäre, verschieben wir ins Unbewusste. Wir verdrängen. Oft bleibt uns gar nichts anderes übrig. Würden wir uns nicht schützen vor dem, was uns heimzusuchen droht, könnten wir im Alltag gar nicht funktionieren. Das Verdrängte ist dann zwar unserem bewussten Zugriff entzogen, bleibt aber trotzdem weiterhin präsent. Es prägt unser Denken, Streben und Verhalten mit.

Nach Freud verweisen auch die Symptome psychischer Erkrankungen auf vom Bewusstsein abgespaltene Erfahrungen und Erinnerungen. Aktuelle Probleme werden als Resultat ungelöster und ins Unbewusste verschobener, eventuell lange schon zurückliegender Konflikte betrachtet. So kann eine depressive Störung beispielsweise auf frühkindliche Verletzungen – den Verlust eines Elternteils oder eine als unsicher erlebte Bindung zu den Eltern –, aber auch auf ein als traumatisch empfundenes Erlebnis späterer Jahre hindeuten, das wegen seiner das Ich überfordernden Wucht verdrängt wurde.

Die zu den Richtlinienverfahren zählenden tiefenpsychologischen und psychoanalytischen Ansätze beruhen auf der von Freud entwickelten Psychoanalyse sowie auf deren Weiterentwicklung und Modifizierung. Grundprinzip dieser Verfahren ist es, unbewusste Inhalte bewusst werden zu lassen. Sie werden im therapeutischen Gespräch neu lebendig, dadurch aber auch dem Verständnis und einer aktiven Einflussnahme zugänglich. So eröffnet sich die Chance, Gefühle, Denk- und Verhaltensmuster zum Positiven zu verändern.

Die klassische, von Freud etablierte Psychoanalyse fand im hinlänglich bekannten Setting statt: Der Patient lag auf der Couch und konnte den Therapeuten, der hinter ihm saß, nicht sehen. Befördert werden sollte damit sowohl das von jeder inneren und äußeren Zensur befreite Sprechen und Erzählen des Patienten wie auch die Einfühlung des Therapeuten ins Geschilderte. Die sehr langwierige, manchmal mehrere Jahre in Anspruch nehmende Psychoanalyse besetzt mittlerweile nur noch eine Nische. Gerade einmal fünf Prozent aller Patienten, die sich für eine Psychotherapie entscheiden, wählen diese Variante. Die von ihr abgeleiteten und weiterentwickelten Verfahren wie die tiefenpsychologische Psychotherapie dauern wesentlich kürzer und haben das Starre des üblichen Konzepts aufgelöst. Die Couch ist passé, und auch der Therapeut bringt sich deutlich mehr ein.

Nicht geändert hat sich jedoch die überragende Bedeutung einer vertrauensvollen Therapeut-Patienten-Beziehung für den Erfolg der Behandlung. Schließlich ist der Patient dazu angehalten, Intimstes, womöglich jahrelang vor anderen und sich selbst Verborgenes preiszugeben, um es verstehen und bearbeiten zu können. Im Zuge der Behandlung kommt es dabei zu einer ausdrücklich gewünschten Übertragung: Ins Unbewusste verdrängte Empfindungen und Verhaltensweisen, die einst ganz anderen Personen galten, werden auf den Therapeuten projiziert. Eine Vermischung der Zeiten findet statt, die Grenzen zwischen dem Früher und dem Jetzt verschwimmen. Alte Konflikte werden in der Arzt-Patienten-Beziehung aktualisiert, Unbewusstes wird manifest und damit deutbar.

Übertragung …

Diese Übertragung verinnerlichter Muster auf die Gestaltung neuer Beziehungen ist in der Therapie ausdrücklich gewünscht. Sie erlaubt wichtige Rückschlüsse auf den Umgang des Patienten mit Menschen aus seinem Umfeld. Jeder von uns hat bestimmte Gewohnheiten der Interaktion entweder gelernt oder im Unbewussten abgespeichert, mit denen er in neue Beziehungen geht. Treffen wir jemanden unseres Alters, reden wir mit ihm anders als mit einem Teenager. Eine Frau nähert sich einem Mann nicht auf dieselbe Weise wie einer anderen Frau. Bei jeder Begegnung senden wir unterschiedliche Beziehungsangebote. Mal geht es um Respekt, mal um Kameradschaft, mal um Verführung und mal um schroffe Ablehnung. Das lässt sich auch bei unseren Patienten in der Klinik beobachten. Eine junge Frau schöpft wahrscheinlich eher Vertrauen zu einer gleichaltrigen, möglicherweise gepiercten Pflegerin als zu einer Ärztin schon fortgeschrittenen Alters, die auf sie wirkt wie die daheim nervende überstrenge Mutter.

Reflektiere ich die Art und Weise, wie ein Patient mit den verschiedenen Menschen in der Klinik interagiert, kann ich Rückschlüsse auf seine Beziehungsgestaltungen in der Familie oder am Arbeitsplatz ziehen. Warum gibt es immer Probleme mit dem ein wenig älteren Pfleger? Warum klappt dagegen die Verständigung mit der Stationsärztin reibungslos? Und warum kommt es bei jedem Gespräch mit dem Oberarzt zum Streit? Weil der Pfleger den Patienten vielleicht an seinen großen Bruder erinnert, von dem er sich immer nur entwertet gefühlt hat. Die Stationsärztin dagegen, das ist eher die beschützende Mutter, und der Streit mit dem Oberarzt wiederholt die zermürbenden Auseinandersetzungen mit dem Chef.

Wichtig ist, diese Muster zu erkennen und sie dem Patienten widerzuspiegeln. So kann sich für ihn die Möglichkeit ergeben, seine gewohnten und oft genug frustrierenden Beziehungserfahrungen zu erkennen und zu korrigieren. Der als konkurrierender Bruder wahrgenommene Pfleger wird vom Patienten zwar permanent verbal angegangen, doch er reagiert professionell darauf und nicht wie der Bruder, dem in solchen Fällen immer die Hand ausgerutscht ist. Dadurch kann der Patient erkennen: Es ist auch möglich, dass ein fast gleichaltriger Mann freundschaftlich-positiv auf mich reagiert und mich sogar unterstützt. Auch der Oberarzt verhält sich beim Streit nicht wie der frühere oder jetzige Chef draußen, barsch und herrisch, sondern fragt nach: Warum suchen Sie die Auseinandersetzung mit mir? Und die Stationsärztin wird nicht dieselbe Rolle wie die Mutter übernehmen, die den Sohn so sehr von jeder Konfrontation mit der Realität abgeschirmt hat, dass der nie selbstständig werden konnte. Durch die neuen Beziehungserfahrungen geraten die verinnerlichten Muster in den Blick und können als unzureichend erkannt werden.

Übertragungsprozesse sind ein wesentlicher Bestandteil der tiefenpsychologisch fundierten Therapie. Ich erinnere mich an einen Patienten, der sich von seiner Mutter nie ausreichend wahrgenommen und gewürdigt gefühlt hat. Mit dieser Erwartung ging er auch in die therapeutische Beziehung: Ich rede jetzt zwar mal mit der, aber wie von meiner Mutter werde ich auch von ihr nicht viel zu erwarten haben. Sie wird mich sowieso nicht anerkennen, da werde ich machen können, was ich will … Als er erzählte, merkte ich, wie sehr er mit sich kämpfte. Ich fragte ihn: Kann es sein, dass Sie denken, dass auch ich all das, was Sie geleistet haben, nicht wertschätze? Er nickte. Weil Sie es so aus Ihrem Leben gewohnt sind, nicht? Er hielt inne und sagte dann: Ja, scheiße, das war immer so, meine Mutter hat das nie anerkannt.

Damit war die Sache in Bewegung gekommen, und ich konnte seine Erwartung korrigieren und sagen: Ja, das war damals mit Ihrer Mutter so, aber jetzt müssen wir nach vorn schauen, denn es geht nicht mehr darum, dass die Mutter Sie anerkennt, sondern Sie selbst müssen sich wertschätzen. Sie dürfen Ihr Selbstwertgefühl nicht immer weiter beschädigen, indem Sie zu sehr mit alten Verletzungen beschäftigt sind und nicht aufhören können zu hadern. Ja, Ihre Mutter hat sie nicht anerkannt, aber es liegt in Ihrer Macht, da jetzt einen Schlussstrich zu ziehen und zu sagen: Ich bin, wie ich bin, ich sehe, was ich im Alltag alles zu schaffen vermag. Sie haben es nicht mehr nötig, Wertschätzung von der Mutter zu erwarten. Sie brauchen das nicht mehr. Sie sind erwachsen, und es kommt nur darauf an, dass Sie selbst gut von sich denken.

... und Gegenübertragung

Nicht immer glückt es auf Anhieb, zu einem Patienten eine tragfähige Beziehung aufzubauen. Wenn man auch nach vielen Therapiestunden noch immer nicht einmal in die Nähe des vermuteten, für die psychische Erkrankung verantwortlichen Konflikts gekommen ist, sollte man das bisherige Vorgehen hinterfragen. Vielleicht gibt es Widerstände im Patienten? Mir fällt ein Mann ein, der, so wurde mir klar, einfach Angst vor dem Blick hinter die Fassade hatte, weil er fürchtete, dass dann alles, was er sich im Leben aufgebaut hatte, einstürzen und der kleine, ängstliche Junge, als der er sich immer noch fühlte, zum Vorschein kommen würde.

Auch Psychotherapie hat Risiken und Nebenwirkungen, zu denen man am besten seinen Arzt oder Therapeuten befragt. Der Patient kann nicht einschätzen, was genau passieren wird. Vielleicht wird er mit Erinnerungen konfrontiert, denen er jahrelang ausgewichen ist. Es ist wichtig, als Therapeutin diese Ängste, werden sie als Widerstand spürbar, anzusprechen. Aber genauso wichtig ist es, sich auch selbst immer wieder zu fragen: Liegt es vielleicht an mir? Bin ich nicht einfühlsam genug? Lasse ich mich nicht genug ein? Was passiert da in der Beziehung? Habe ich vielleicht eine negative Gegenübertragung, weil der Patient mich an Menschen aus meinem Leben erinnert und ich deswegen Antipathien hege?

Wenn ich das aber alles auszuschließen vermag, kann ich dem Patienten sein Verhalten, wie ich es erlebe, zurückspiegeln und so mit ihm darüber ins Gespräch kommen: Sie sind heute doch ziemlich angespannt, mehr als sonst, und ich nehme Sie auch ein bisschen als feindlich wahr – ich habe mir gerade überlegt: Woher kommt das?

Dass sich zu einem Patienten gar keine Beziehung aufbauen lässt, habe ich nie erlebt. Vermutlich habe ich einfach Glück gehabt, denn möglich ist das immer. Die Abwehr des Patienten kann so stark sein, dass man als Therapeutin nicht durchdringt, selbst wenn man sich noch so bemüht. Auch damit muss man professionell umgehen. Man darf nicht persönlich gekränkt reagieren. Manchmal stimmt vielleicht, wie auch sonst im Leben, einfach die Chemie zwischen zwei Menschen nicht, und das muss man dann akzeptieren und dem Patienten raten, sich vielleicht besser an jemand anderen zu wenden.

Hinter Freuds Idee mit der Couch steckte ein richtiger Gedanke: Der liegende Patient soll nicht sehen, wie der Therapeut auf sein Erzählen reagiert, er soll den Therapeuten als bloßen Resonanzraum wahrnehmen. Und der Therapeut wiederum soll sich, ohne von Gestik und Mimik des Patienten abgelenkt zu sein, in das einfühlen können, was ihm berichtet wird.

Heute ist die Couch größtenteils verschwunden, und es finden auch gezieltere Interventionen seitens des Therapeuten statt. Trotzdem kommt dem Mitschwingen mit den Erzählungen und Emotionen des Patienten noch immer große Bedeutung zu. Immer muss ich schauen: Was empfange ich? Welche Gefühle überträgt der Patient auf mich, und wie kommt das bei mir an? Welche Rückmeldung kann ich ihm geben? Das funktioniert nicht, ohne dass ich mich selbst als Person einbringe. Nur so kann man zu positiven Veränderungen gelangen.

Jede Therapie ist anders. Immer wieder fängt man von vorn an, nie kann man da weitermachen, wo man aufgehört hat. Die Aktualität fordert die Routine heraus und bewahrt sie davor, zur toten und damit wirkungslosen Habe zu werden. Es reicht nicht, sich mit Schema F zu begnügen. Man muss sich auf jeden Patienten immer wieder neu einlassen. Das macht unseren Beruf manchmal anstrengend, aber auch auf eine Weise spannend, die ich nicht missen möchte.

Ein schwerer Konflikt

An das Medizinstudium schließt sich eine fünfjährige Weiterbildung zum Facharzt für Psychiatrie und Psychotherapie an. Man absolviert sie als Assistenzarzt. In ihrem Verlauf hat man mindestens 240 Stunden Therapie in einem psychotherapeutischen Verfahren durchzuführen, und zwar mit mehreren Patienten. Alle vier Stunden erhält man von seinem Oberarzt oder einem externen Kollegen Supervision, die einem dabei helfen soll, das Therapieziel nicht aus den Augen zu verlieren, die angewandten Strategien zu überprüfen und die Beziehung zum Patienten zu reflektieren.

Eine meiner ersten Patientinnen überhaupt, ich war noch in der Weiterbildung und bekam Supervision, ist mir bis heute im Gedächtnis geblieben. Sie war Leiterin einer katholischen Erwachsenenbildungsstätte, konnte aber nicht mehr arbeiten, weil sie ständig hyperventilierte. Die Regulation ihres Atems war gestört, sie atmete mehr ein als aus, bekam dadurch zu viel Luft und kippte um. Die Ursache dafür machte sie an ihrer aktuellen Lebenssituation fest. Sie hatte sich in einen katholischen Pfarrer aus ihrer Gemeinde verliebt, der ihre Gefühle zwar erwiderte, sich aber natürlich nicht öffentlich zu ihr bekennen konnte. Die zwar platonische, aber intensive Beziehung wurde heimlich geführt.

Auch mir schien dieser letztlich nicht lösbare Konflikt der Grund für die auffälligen körperlichen Reaktionen zu sein. Im Laufe der Therapie fand die Patientin einen Weg, die Beziehung, die sie krank machte, auf eine offene, nicht verletzende Weise zu beenden. Sie wollte sich nach einer Liebe umsehen, die sie auch leben konnte. Das Hyperventilieren hörte wie erhofft auf.

Einige Jahre darauf sah ich sie wieder. Mittlerweile arbeitete sie in einer anderen katholischen Einrichtung, und dort war dasselbe passiert. Wieder hatte sie sich in den Pfarrer verliebt, mit denselben Auswirkungen auf ihre Gesundheit. Auch diese neue Situation besprach ich mit ihr, es folgte die schon bekannte Auflösung: Sie konnte die Unmöglichkeit der Beziehung akzeptieren, distanzierte sich und suchte sich einen neuen Freundeskreis.

Als ich sie erneut traf, waren einige Jahre verstrichen. Es ging ihr nicht gut. Ein drittes Mal hatte sie sich in einen Pfarrer verliebt, und noch mehr als die Tatsache der verbotenen Gefühle erschütterte sie, dass diese Verhaltensmuster immer wiederkamen. Diesmal nahm ich sie stationär auf. Wir waren beide reifer geworden, es bestand eine vertrauensvolle, wertschätzende Arzt-Patienten-Beziehung, sodass sie sich mehr öffnen konnte als früher.

Erst jetzt konnte sie erzählen, was damals wohl nicht zur Sprache gekommen wäre, auch wenn ich noch so sehr insistiert hätte. Zwischen dem fünften und zwölften Lebensjahr war sie von ihrem zehn Jahre älteren Bruder sexuell missbraucht worden. Eine traumatische Erfahrung, deren erschütterndes Potenzial noch dadurch verstärkt wurde, dass sie ihren Bruder eigentlich liebte und sogar idealisierte, weshalb sie auch immer Stillschweigen über den Missbrauch bewahrte. Gleichzeitig wusste sie aber in schmerzhafter Klarheit, sie, die in einem streng katholischen Elternhaus aufwuchs: Das, was da gerade passiert, ist gegen alle von Gott erlassenen Regeln, das geht alles überhaupt nicht, das kann man keinem erzählen, schon gar nicht den Eltern.

Als Erwachsene wiederholte sie das Muster der erlebten Situation. Immer wieder verliebte sie sich in jemanden, in den sie sich aufgrund gesellschaftlicher, aber auch kirchlicher Normen nicht verlieben durfte. Die körperlichen Symptome der Atemlosigkeit und Ohnmacht und das sich zusätzlich einstellende Gefühl, unfähig zu sein, eine normale Beziehung zu führen, erschienen ihr fast wie die gerechte Strafe dafür.

Nachdem sie diesen Missbrauch endlich hatte mitteilen können, zeigte sie anschließend Symptome einer posttraumatischen Belastungsstörung. Sie saß bei mir im Zimmer und war plötzlich in einer anderen Welt. Sie war nicht mehr ansprechbar. Es wurde deutlich, dass sie in ein früheres Erleben abgerutscht war und die Trauma-Situation noch einmal durchlitt. Sie stand unter hoher Spannung, und ich konnte sie nicht mehr erreichen. Auch durch längeres Zureden war sie nicht aus diesem dissoziativen Zustand herauszuholen. Ich musste sie auf die Station zurückbringen und gab ihr ein Beruhigungsmittel. Nach dem Erwachen waren die Symptome vorerst abgeklungen, doch sie kamen wieder. Nachts wurde die Patientin von Albträumen geplagt.

Noch eine ganze Weile behielten wir sie in der Klinik, bis sich die Symptome der posttraumatischen Belastungsstörung gebessert hatten. Es folgte eine ambulante Therapie, die sie schließlich gestärkt und mit einer neuen Klarheit in ihrem Leben beendete. Oft denke ich: Es war wohl richtig, dass ich damals während meiner Weiterbildung nicht hartnäckig nachgefragt habe. Womöglich hätte die Patientin, die zu diesem Zeitpunkt noch eine ganz junge Frau war, all das, was auf das Offenbaren ihres Traumas folgte, gar nicht aushalten können. Vielleicht wäre sie sogar suizidal geworden. Wahrscheinlich waren mein Supervisor und ich damals nicht einmal in die Nähe des eigentlichen Traumas gekommen. Zu groß war die Angst der Patientin, auf das Erlittene zurückzuschauen, zu stark entsprechend ihr Widerstand, darüber zu reden. Manchmal ist es gut, die Dinge erst einmal eine Zeitlang auf sich beruhen zu lassen.

Kapitel 4

Wenn der moderne Lifestyle uns krank macht

Stress – Gefahr für unsere psychische Gesundheit

Wir haben gesehen, dass chronischer Stress ein Risikofaktor für psychische Erkrankungen wie Depressionen oder auch Angststörungen sein kann. Wenn man nun hinzufügt, dass jeder vierte Erwachsene in Deutschland sich häufig gestresst fühlt, bedeutet das zwar nicht, dass daraus zwangsläufig für jeden Gestressten eine Erkrankung folgen muss; aber doch, dass es nicht schaden kann, wachsam zu sein. Es gilt, gesellschaftliche Entwicklungen und Veränderungen in der Lebens- und Arbeitswelt in die psychiatrische Arbeit einzubeziehen und kritisch zu begleiten. Das Ziel muss immer sein, psychischen Erkrankungen vorzubeugen und, wo dies nicht mehr möglich ist, eine qualitätsvolle Versorgung von bereits erkrankten Menschen sicherzustellen und permanent weiterzuentwickeln.

Leiden die Menschen heute mehr unter Stress als noch vor einigen Jahrzehnten? Ich denke schon. Der Soziologe Hartmut Rosa hat Überlegungen zum Zeitverhältnis der Moderne angestellt. Er nennt die Gesellschaft, in der wir leben, eine »Beschleunigungsgesellschaft«. Nicht nur weil alles schneller geworden ist: wie wir produzieren, wie wir von A nach B kommen, wie wir miteinander kommunizieren. Alles wandelt sich auch laufend. In immer kürzeren Intervallen lösen Lebensformen, Handlungsvorschriften und Wissensstandards einander ab. Ständig beschleicht uns das Gefühl, zu spät zu kommen oder nicht mehr auf dem Laufenden zu sein.

Dabei bemühen wir uns, allem gerecht zu werden. Wir sind ständig erreichbar, wir übernehmen klaglos jeden Auftrag, machen viele Dinge gleichzeitig und arbeiten sogar noch von zu Hause, denn wir haben hohe Ziele und wollen den Chef nicht enttäuschen, schließlich steht der nächste Bewerber um den Job schon bereit. Wir rangeln in den großen Städten um die wenigen freien Wohnungen, richten unsere Zimmer nach den Vorschlägen der Hochglanzmagazine ein und überwachen unseren Schlaf mit der neuesten App auf dem Smartphone. Wir optimieren uns selbst, denn wir wollen leistungsfähig, schön und begehrenswert sein. Noch aus unserem Urlaub versuchen wir, ein Event zu machen, und aus jeder Mahlzeit eine Demonstration bewussten Essens. Nur dass wir in alldem oft drohen verloren zu gehen, weil der Druck, funktionieren, alles schaffen, sich behaupten und glänzen zu müssen, immer stärker wird, das gestehen wir uns viel zu selten ein. Währenddessen nimmt unsere Anfälligkeit für Stress immer mehr zu und damit auch die Gefahr für unsere psychische Gesundheit.

Machen uns Städte krank?

Das Leben in der Großstadt kann so bereichernd sein. An jeder Ecke gibt es etwas zu entdecken. Ein Spaziergang um den Block kann einen ganzen Roman ersetzen, denn der Strom der Eindrücke reißt kaum je ab. Die Vielfalt der Menschen und ihrer individuellen Lebensentwürfe lässt die Stadt als lebendiges, stets im Wandel begriffenes Gebilde erscheinen. Darin liegt ein Zauber, ein Stück von dem alten Traum, neu anfangen zu können. Immer mehr fühlen sich vom genuin Urbanen – mehr Arbeitsplätze, kurze Wege, ein großes kulturelles Angebot, eine bessere medizinische Versorgung und tausendfache Möglichkeiten der Freizeitgestaltung – angelockt. Im Jahr 1950 haben dreißig Prozent der Menschen in Städten gelebt, 2050 werden es schon zwei Drittel sein. Und das gilt weltweit.

Doch es gibt auch die andere Seite des Großstadtlebens: die enorme soziale Dichte. Enge Wohnungen, überfüllte Bahnen, verstopfte Straßen, Gedränge in den Fußgängerzonen, zu viel Lärm, zu schmutzige Luft. Reize, die ungefiltert die Wahrnehmung überfluten und die Aufmerksamkeit binden. Dazu kommt die Vereinzelung mitten in der Masse. Immer mehr Haushalte werden von Singles geführt. Die Anonymität der Stadt kann Einsamkeit und Isolation hervorrufen, besonders wenn man unter eher prekären sozialen Bedingungen zu leben gezwungen ist. In gentrifizierten Vierteln explodieren die Mieten, während in anderen der Anteil der Hartz-IV-Empfänger steigt. Wenn sich die vertraute Umgebung verändert und man in der eigenen

Nachbarschaft mit sozialem Abstieg konfrontiert wird, nährt das die Angst, bald selbst zu den Abgehängten zu gehören.

All das bleibt nicht ohne Auswirkung auf unsere Psyche. Neue Studien zeigen, dass das Gehirn von Städtern, vor allem, wenn sie bereits ihre Kindheit und Jugend in der Stadt verbracht haben, bei negativem Stress deutlich empfindlicher reagiert als das von Landbewohnern. Das stressige Umfeld aktiviert im Gehirn die Amygdala. Dieser Mandelkern übernimmt im limbischen System die Funktion eines Gefahrensensors und löst Reaktionen wie Furcht oder Angst aus. Eine Überaktivierung der Amygdala kann auf Dauer zur Entstehung von Depressionen und Angsterkrankungen führen. So ist das Risiko, an einer Depression zu erkranken, in Städten um vierzig Prozent erhöht.

Die ersten fünfzehn Lebensjahre sind von entscheidender Bedeutung für die spätere Fähigkeit, Stress gut verarbeiten zu können. Wer in einer Stadt groß wird, bekommt das weniger gut hin und ist gefährdeter, psychisch zu erkranken, als der, der erst als Erwachsener zuzieht. Etwas überspitzt habe ich daher einmal in einem Interview formuliert: »Wenn man Kinder hat, sollte man vielleicht doch aufs Land ziehen«, wohl wissend, dass das kein wirklich umsetzbarer Vorschlag war. Aber ich wollte einen Denkanstoß geben. Erkenntnisse aus Psychologie, Psychiatrie und Hirnforschung könnten Politikern, aber auch Architekten und Stadtplanern wichtige Anstöße geben bei einer positiven Gestaltung des Stadtraums. Wie lassen sich Orte schaffen, an denen kein Isolationsgefühl aufkommt, sondern Begegnungsmöglichkeiten entstehen? Wie kann stressentlastender gebaut werden? Wie lässt sich Reizüberflutung vermeiden?

Wenn man selbst entscheiden kann, wann und in welchem Ausmaß man sich dem Stress in der Großstadt aussetzt, verliert er sein krankmachendes Potenzial. Daher muss es Rückzugsmöglichkeiten für jeden Einzelnen geben. Räume der Ruhe und des Aufatmens, Räume, die zum Verweilen einladen, weil kein Dreck, keine Unordnung, kein Graffito die Gedanken aufstört. Grüne Inseln im Grau, mögen sie auch noch so klein sein.

Wie viel online ist noch normal?

Einmal im Jahr, immer im Herbst, lädt die DGPPN zu einem großen Kongress ein. Fachleute aus dem In- und Ausland kommen dann nach Berlin, um aktuelle Entwicklungen in Wissenschaft und Versorgung zu erörtern und neue Impulse aus Gesellschaft und Politik aufzugreifen. 2016, als ich Präsidentin der DGPPN war, stand der Kongress unter dem Motto »Psyche – Mensch – Gesellschaft«. Versucht werden sollte eine umfassende Standortbestimmung des Faches Psychiatrie und Psychotherapie.

Einen besonderen Schwerpunkt widmeten wir der Frage, inwieweit die modernen Lebensumstände unsere psychische Gesundheit beeinflussen. Für eine Pressekonferenz formulierten wir das noch etwas griffiger: »Durchtrainiert, selbstoptimiert und ständig online – wenn der moderne Lifestyle uns krank macht«. Das Medienecho war gewaltig. Offensichtlich hatten wir einen Nerv getroffen. Die Vorträge und Arbeitsgruppen beschäftigten sich nicht nur mit der höheren Stressanfälligkeit von Großstadtbewohnern. Diskutiert wurden auch weitere Risikofaktoren für psychische Erkrankungen, die alle eines gemeinsam haben – sie verweisen auf Erscheinungen einer sich rapide ändernden Lebens- und Arbeitswelt. Verantwortlich dafür ist nicht zuletzt die Digitalisierung, die alle Bereiche unseres Alltags durchdringt.

»Wie viel online ist noch normal?«, wollten wir damals wissen. Zwei Jahre später mutet die Frage seltsam anachronistisch an, denn es scheint für die meisten kaum mehr ein Offline-Leben zu existieren. Die Vorteile des Internets liegen auf der Hand. Es hat uns die Welt ins Haus geholt. Angeschlossen an globale Datenströme, haben wir unseren Alltag umgestellt. Wir kommunizieren anders, informieren uns anders, kaufen anders ein. Aber die Psychiatrie befasst sich weniger mit dem Geschehen auf der Benutzeroberfläche des Laptops, Tablets oder Smartphones als vielmehr mit dem Menschen, der diese Geräte bedient.

Man kommt sehr schnell in den Verdacht rückständiger Technologiefeindlichkeit, weist man auf die Auswirkungen hin, die eine intensive Internetnutzung auf unsere Psyche haben kann. Aber in Ruhe zu betrachten, wie die digitale Evolution unser Erleben und Verhalten prägt, kann dabei helfen, sich nicht von der Technik beherrschen zu lassen, sondern sie als das zu gebrauchen, was sie ist: ein Instrument, das unsere Zukunft entscheidend mitgestalten wird, aber dessen Gebrauch letztlich in unseren eigenen Händen liegt.

Studien haben ergeben, dass die Deutschen am Tag

durchschnittlich alle achtzehn Minuten einen Blick auf ihr Smartphone werfen. Der Computer in unserer Tasche ist zum ständigen Begleiter geworden. Oft ist er das Letzte, was wir sehen, bevor wir einschlafen, und das Erste, auf das wir blicken, wenn der Tag beginnt. Ohne ihn fühlen wir uns nackt. Er ist uns Gedächtnis, Tröster, Spielkamerad, Fotoalbum, Plattenspieler, Terminkalender, Tagesschau und Nabelschnur zu den wichtigen und weniger wichtigen Menschen in unserem Leben. Wir leben in einem digitalen Überfluss an Informationen, werden überschwemmt von Nachrichten, Bildern, Videos, Postings, Hashtags und Angeboten. Es gibt keine Grenzen, außer wir selbst setzen sie uns.

Das Internet ist als Kulturtechnik noch jung. Die Folgen seiner Nutzung auf die seelische Gesundheit werden wir wohl erst in einiger Zeit wirklich kompetent beurteilen können. Fingerzeige indes gibt es schon. So wurde nachgewiesen, dass die permanente Erreichbarkeit unsere Fähigkeit zum konzentrierten Problemlösen beeinträchtigt. Multitasking geht eben oft auf Kosten zumindest einer der zu bewältigenden Aufgaben. Die Furcht, etwas zu verpassen, versetzt uns nicht nur in Stress, sondern lässt uns manchmal auch das wirklich Wichtige versäumen.

Ob ein Leben im Online-Modus tatsächlich dazu führt, dass uns allmählich eine zutiefst menschliche Eigenschaft wie Empathie verloren geht, darüber sind sich die Forscher sicher noch lange Zeit uneins. Das Risiko einer neuen Form von Einsamkeit besteht freilich. Hervorgerufen wird es durch die besonders bei Jugendlichen zu beobachtende zunehmende Verlagerung von Aktivitäten und Kontakten ins Virtuelle. Sie kann in manchen Fällen suchtartige Züge annehmen. Hier sind Eltern und Lehrer aufgerufen, entscheidende Kompetenzen im Umgang mit den neuen Medien zu vermitteln. Kompetenzen, die einmal in eine zukünftige Berufswelt weisen, die ohne die Digitalisierung nicht mehr zu denken ist, zum Zweiten aber auch auf eine verantwortungsvolle Nutzung des Internets im Hier und Jetzt abzielen. Dazu gehört, auch für Erwachsene, die Möglichkeit gelegentlicher Internet-Abstinenz. Sie reduziert Stress und sorgt dafür, dass strikt analoges Erleben nicht verkümmert.

Zwischen Schönheitsidealen und Selbstoptimierung

Das Internet hat neue Formen der Selbstdarstellung kreiert. Seitdem jeder Nutzer sowohl Empfänger als auch Sender ist, steigt der Anspruch, sich in sozialen Netzwerken möglichst vorteilhaft zu präsentieren, um genügend positive Aufmerksamkeit der Community zu erhalten. Vor allem der Präsentation des eigenen Körpers kommt dabei entscheidende Bedeutung zu. Das in den Medien propagierte Ideal eines schlanken, durchtrainierten, nicht anders als perfekten Körpers bedeutet für junge Menschen einen immensen Anpassungsdruck. Er kann zur verzerrten Wahrnehmung des eigenen Körpers führen sowie zu schädlichen Versuchen der Selbstoptimierung, etwa in Form von Diäten und übersteigerten Fitness-Anstrengungen.

Aber auch Erwachsene laufen Gefahr, sich zwischen Schönheitsidealen, Gesundheitstipps und Selbstoptimierung zu verlaufen. Durch die Medien geistert seit einiger Zeit der Begriff »Orthorexie«. Bezeichnet wird damit das Phänomen, dass Menschen in extremer und nahezu zwanghafter Weise ausschließlich Nahrungsmittel konsumieren, die sie als gesund einstufen. Das gewählte Ernährungsmodell wird dann als einzig richtiges begriffen und auch gegenüber Dritten durchaus offensiv propagiert.

Kein Klassifikationssystem hat die Orthorexie bisher als psychische Störung aufgenommen und damit als krankhaft eingestuft, was auch richtig ist. Sie sollte eher als Symptom einer bestimmten gesellschaftlichen Entwicklung aufgefasst werden. Denn sie verweist auf einen Alltag, dessen Komplexität mit selbstgeschaffenen Grundsätzen, Regeln und Ritualen zumindest ein Stück weit kompensiert werden soll. Wenn schon nicht die Welt kontrolliert und optimiert werden kann, versucht man es wenigstens mit sich selbst.

Um stets leistungsfähig und konzentriert zu sein, greifen immer mehr Menschen zu verschreibungspflichtigen Medikamenten wie Antidepressiva, obwohl sie gar nicht krank sind. Sie betreiben »Neuro-Enhancement«, pushen sich vor einer Prüfung, in der entscheidenden Phase einer Herausforderung, aber auch bei ganz alltäglichen beruflichen Verrichtungen. Sie wollen um jeden Preis konkurrenzfähig bleiben, dabei nehmen sie sogar in Kauf, dass sie das Medikament eventuell unerwünschte Nebenwirkungen spüren lässt.

Der Leistungsanspruch greift auch auf die Freizeit über. Was als Ausgleich zu den Strapazen im Job gedacht ist, erzeugt oft neuen, dafür selbstauferlegten Stress. Tracker am

Handgelenk überwachen jede Körperfunktion; der Schlaf wird aufgezeichnet; die Schritte werden gezählt, die Kalorien kontrolliert. Dahinter steckt der Wunsch, gesund zu leben. Doch die vermeintliche Freiheit, selbst über seinen Körper verfügen zu können, wird bezahlt mit neuer Abhängigkeit. Das Überwachungsprogramm macht aus lustbetonten Entscheidungen – jetzt habe ich Hunger, jetzt esse ich diese Kekse – solche vermeintlicher Unvernunft. Auch die Stimmung kann das Gerät penibel registrieren, und sogar Trauernde verfallen der Kontrolle: Wie oft jemand an einem Tag geweint hat, wird vom Tracker aufgezeichnet.

Man kann das nicht anders als eine Technologisierung menschlicher Körperfunktionen und Gefühle nennen. Niemand zwingt uns dazu, wir selbst sind der Big Brother, dem wir uns rund um die Uhr unterwerfen. Zum Gefallen der Industrie, die begierig unsere Daten sammelt, und mit dem Wohlwollen der Krankenkasse, die Tracker als Mittel zur Gesundheitserziehung begrüßt. Offensichtlich kommen wir, die wir uns im Lauf der Jahrhunderte von allen kirchlichen und weltlichen Autoritäten zu befreien gelernt haben, mit unserer Freiheit gar nicht so gut zurecht. Wir setzen uns selbst wieder Grenzen und ketten uns notfalls – in Ermangelung anderer Bindungen, Werte und Beziehungen – an Geräte, die uns immer nur unsere Mängel und unsere Verletzlichkeit vor Augen führen.

Wellness statt Selbstfürsorge

Aus Bewegung wird ein durchgetaktetes Fitnessprogramm, aus Selbstfürsorge wird Wellness. Man gönnt sich das Nichtstun, aber gibt viel Geld dafür aus. Entspannung wird zur Ware. Nur was etwas kostet, kann auch gut sein. Man lässt sich massieren und heiße Steine auf den Körper legen. Beides könnte auch der Partner zu Hause machen, aber das wäre dann eben viel unspektakulärer. Das eigene Wohnzimmer oder der eigene kleine Garten, in dem man genauso gut entspannen könnte, machen wenig her gegen ein Wellness-Hotel der gehobenen Klasse. Weil man sich dort aber komplett passiv verhält und sich nur berieseln lässt, bleibt die innere Haltung, auf die es doch im Grunde ankommt, unverändert und damit auch die Entspannung eine, die nur kurz anhält.

Viel wichtiger wäre es stattdessen, sich selbst einmal zu hinterfragen: Was ist los in meinem Leben, dass ich immer wieder auf diese Art der Auszeit angewiesen bin? Eigentlich müsste ich doch im ganz normalen Alltag zusehen, dass ich die Balance von Stress und Entspannung besser hinbekomme und mir Möglichkeiten des Rückzugs und des Auftankens schaffe. Man sollte diese Verantwortung nicht an einen Fitnesstrainer delegieren.

Manche Fragen kann man nur für sich allein beantworten: Wie sehr wertschätze ich mich? Woran hängt meine Selbstliebe? Ist das wirklich nur der berufliche Erfolg, die schnelle Aufmerksamkeit? Welche positiven inneren Ressourcen besitze ich, auf die ich zurückgreifen kann, wenn der Stress wieder einmal zu viel wird? Und auch: Wie kann ich es schaffen, dankbar zu sein für das, was ich an Gaben und Fähigkeiten mitbekommen habe? Denn dankbar zu sein, das bedeutet, sich selbst akzeptieren und lieben zu können.

So viele Menschen gibt es, die immer nur sagen: Es reicht nicht. Für die das Glas stets halb leer ist. Sie sind unzufrieden und unternehmen viel, um aus ihrer Unzufriedenheit herauszukommen. Aber wenn sie ihre innere Einstellung nicht ändern, werden ihnen kein Wellness, keine Massagen je etwas nützen. Es ist eine Frage der eigenen Wertschätzung. Es hilft nicht, die Schuld immer nur bei anderen zu suchen und zu sagen: Mir geht es so mies, weil mein Arbeitgeber mich ausbeutet, weil mir mein Partner nicht genügt, weil mich die Kinder nerven. Man wird das eigene Leid nicht los, wenn der Blick nur nach außen geht.

Man muss genauer hinschauen. Jeder hat Stress. Aber entscheidend ist, sich zu fragen: Wie gehe ich mit dem Stress um, was habe ich für eine eigene Haltung? Kann ich mich von den wirklichen oder auch nur gefühlten Anforderungen des Alltags abgrenzen? Auf welche Möglichkeiten der Bewältigung kann ich zurückgreifen? Damit wird der Stress nicht weniger. Aber wenn ich mich ihm nicht mehr ohnmächtig ausgeliefert fühle, verliert er viele seiner negativen Vorzeichen.

Das kann man lernen. Sei es im Gespräch mit Freunden oder beim Lesen spiritueller Bücher, sei es in einer psychologischen Beratung. Letztlich kommt es darauf gar nicht so sehr an. Der entscheidende Schritt ist es, mehr auf sich selbst zu achten und mehr Vertrauen in die eigenen Fähigkeiten zu haben; zu akzeptieren, dass man nicht perfekt sein muss, und zu lernen, mit dem Vorhandenen gut zu leben.

Stress bei der Arbeit

Don't cry – work: Dem Credo des mit dem Büchner-Preis ausgezeichneten Schriftstellers Rainald Goetz liegt eine Erkenntnis zugrunde, die kaum von der Hand zu weisen ist. Arbeit vermag uns abzulenken, nicht nur bei Problemen im Privaten. Wenn wir arbeiten, stärkt das unser Gefühl, etwas bewirken zu können. Arbeit sorgt für eine haltgebende Struktur der Tage, eröffnet uns Chancen, unsere Begabungen einzubringen, und ermöglicht uns den so wichtigen Kontakt zu anderen Menschen, die mit uns ein gemeinsames Ziel verfolgen. Und nicht zuletzt versetzt uns Arbeit in die Lage, unser Leben finanzieren zu können.

All das sind unserer psychischen Gesundheit äußerst zuträgliche Faktoren. Fällt jemand aus dem Erwerbsleben heraus, erhöht sich denn auch das Erkrankungsrisiko beträchtlich. Man geht davon aus, dass jeder dritte Arbeitslose von einer psychischen Erkrankung betroffen ist. Wobei, das muss man hinzufügen, nicht immer die Arbeitslosigkeit als Auslöser zu betrachten ist. Es kann auch umgekehrt sein: Die Erkrankung ist zuerst da, sorgt für den Verlust des Jobs und erschwert es, wieder in Arbeit zu kommen. Fest steht aber, dass so oder so ein elementarer Teil menschlicher Identitätsbildung entfällt.

Den positiven Aspekten des Arbeitslebens können als

negatives Korrektiv die Ergebnisse des 2012 von der Bundesanstalt für Arbeitsschutz und Arbeitsmedizin vorgelegten »Stressreports Deutschland« gegenübergestellt werden. Sie zeichnen ein düsteres Bild. Demnach bewegen sich fast zwanzig Prozent der Vollbeschäftigten permanent am Rande ihrer Leistungsfähigkeit. Jeder Vierte verzichtet auf ihm zustehende Arbeitspausen, weil er fürchtet, sonst das von ihm Geforderte nicht bewältigen zu können. Aus demselben Grund oder auch aus Angst, den Job gleich ganz zu verlieren, geht jeder Achte zur Arbeit, obwohl er eigentlich krank ist.

Es gibt viele Gründe für den durch Arbeit ausgelösten Stress. Da ist der durch Optimierungsvorgaben zunehmende Druck, schneller und effizienter zu arbeiten. Da ist die Bürde, aufgrund Personalmangels zusätzliche Aufgaben übernehmen zu müssen. Da sind die Entscheidungen der Chefetage, die vom einzelnen Arbeitnehmer als unkontrollierbar und unfair wahrgenommen werden und denen er ohnmächtig gegenübersteht, sodass ihm nur bleibt, das Spiel mitzuspielen und einmal mehr von vorn zu beginnen – als Briefträger in einem neuen Bezirk, als Verkäuferin in einer neuen Filiale, als Schwester auf einer neuen Station. Auch Mobbing, die systematische Ausgrenzung durch Kollegen und Vorgesetzte, wäre zu nennen. Oder, häufiger noch, die fehlende Wertschätzung für die geleistete Arbeit durch den Vorgesetzten.

Insgesamt lässt sich nicht zuletzt aufgrund der Digitalisierung von einer zunehmenden Beschleunigung und Flexibilisierung von Arbeitsabläufen sprechen. Die ehemals kaum übertretene Grenze zwischen Berufs- und Privatleben ist mit der Möglichkeit, von zu Hause aus arbeiten zu können, durchlässig geworden. Das bringt Vorteile wie den, mehr und mehr selbst über die Zeit zu bestimmen, in der gearbeitet werden soll. Es bedeutet aber auch, dass die Erwartung seitens des Arbeitgebers, seinen Angestellten jederzeit erreichen zu können, selbst am späten Abend oder am Wochenende, wächst.

Was früher fast allein zum Anforderungsprofil künstlerisch Tätiger gehörte, gehört mittlerweile zum Alltag der immer größer werdenden Gruppe der *freelancer*. Sie müssen ständig bereit sein, sich zu verändern und eigeninitiativ zu handeln. Sie müssen sich selbst vermarkten und sich, bei durchaus diskussionswürdiger Bezahlung, in »Projekte« mit Haut und Haar einbringen. Die nicht in einen Betrieb fest eingebundenen, sich oft von Auftrag zu Auftrag hangelnden Freiberufler sind Einzelkämpfer. Ihnen fehlt das positive Feedback eines funktionierenden Teams. Um finanzieller Unsicherheit zu entgehen, sind sie zudem gefährdet, sich über jedes zuträgliche Maß selbst zu überfordern und auszubeuten. Seit geraumer Zeit beobachten wir, dass gerade diese unter prekären Umständen Arbeitenden verstärkt unter Erschöpfungssyndromen leiden, die wiederum zu Depressionen, Angst- oder Suchterkrankungen führen können.

Der französische Soziologe Alain Ehrenberg hat in einigen viel beachteten Schriften die Aufwertung von Autonomie, persönlicher Initiative und Eigenverantwortung als »Wechsel im sozialen Regelwerk« bezeichnet. Mit dem Bewusstsein, statt bloßer Befehlsempfänger nun »Unternehmer seines eigenen Lebens« sein zu müssen, steigt auch die

Angst, dem Ideal der Selbstverwirklichung nicht zu entsprechen. Wenn die Frage nicht mehr lautet, ob man etwas tun *darf*, sondern nur noch, ob man *in der Lage ist*, es zu tun, kann jedes Versagen eine kränkende und krankmachende Erfahrung bedeuten. Konsequenterweise bezeichnet Ehrenberg daher psychische Erkrankungen als »gesellschaftliche Pathologien« und die Depression als eine »Krankheit der Verantwortlichkeit«, die von der Überforderung des Einzelnen zeugt.

Darin steckt sicherlich ein wahrer Kern. Doch für eine schwere psychische Erkrankung allein gesellschaftliche Ursachen zu benennen, ist mir zu kurz gesprungen. Damit macht man es sich zu einfach. Eine Depression ist mehr als bloßes Leiden an der Gesellschaft. Für ihre Entstehung ist nicht nur ein einziger Faktor verantwortlich. Man darf die erhöhte Vulnerabilität, die durch chronischen Stress hervorgerufen wird, nicht schon für die Krankheit selbst halten. Sonst sind wir schnell wieder mittendrin in der doch gerade erst abgeflauten Diskussion um das sogenannte »Burn-out-Syndrom«.

Der Hype um den Burn-out

Man kann es nicht deutlich genug sagen: Burn-out ist keine psychische Erkrankung. Seine Anzeichen – Erschöpfung, weniger Antrieb, fehlende Konzentration, Schlafstörungen sowie das Gefühl, keine Ruhe mehr zu finden und schon am Montagmorgen nicht erholt aus dem Wochenende zur Arbeit zu kommen – sind Risikofaktoren, die auf eine chronische Stressbelastung hindeuten. Unser Gehirn benötigt aber Zeiten der Ruhe. Bei konzentrierter Arbeit sind bestimmte Hirnregionen stark aktiv, andere gegebenenfalls heruntergeregelt. In Phasen der Entspannung, wenn das Gehirn quasi in den Stand-by-Modus schaltet, kommen diese Aktivitäten wieder ins Gleichgewicht. Erfolgt die Stressentlastung jedoch nicht und empfängt das Gehirn über längere Zeit keine Mindestdosis an Schlaf und Ruhe, können sich Krankheitssymptome entwickeln. Oder kurz: Burn-out ist eine andauernde Stressreaktion, aus der eine psychische Erkrankung folgen kann, aber nicht muss. Aus diesem Grund führt die ICD-10 Burn-out auch nicht als eigenständige Diagnose auf.

Als besonders gefährdet, ein derartiges Erschöpfungssyndrom zu entwickeln, galten früher Menschen in helfenden Berufen. Manche Ärzte, Krankenschwestern, Altenpfleger oder Sozialarbeiter legten durch ihr Verhalten den Verdacht nahe, eigentlich selbst bedürftig und auf der Suche nach Kontakt und Zuwendung zu sein. Es ist bekanntlich sehr schwierig, von jemandem offensiv Zuwendung einzufordern. Leichter erscheint es da auf indirektem Weg – ich helfe dir, du freust dich, dass es dir durch mein Helfen besser geht, und schenkst mir deshalb ein Lächeln und ein Dankeschön. So gelange ich zu meinem herbeigesehnten Erfolgserlebnis. Aber gleichzeitig stecke ich auch in der Falle, weil ich so ein Erlebnis immer wieder haben will. Ich definiere mich nur noch über meine von anderen anerkannte Leistung, also muss ich immer weitermachen, um die angestrebte Wertschätzung zu erhalten. Aber nie bekomme ich genug, obwohl ich mich doch so anstrenge, und nach und nach gerate ich in einen Teufelskreis aus Vergeblichkeit und Erschöpfung.

Mittlerweile zeigt sich so ein Verhalten nicht mehr nur in Helferberufen. Es zieht sich durch fast alle Berufsgruppen und spielt auf vielen Hierarchieebenen. Stets sind die Menschen besonders betroffen, die sich stark oder ausschließlich über den Job definieren. So wie der Architekt, der vor einigen Jahren zu uns kam, erschöpft, ausgebrannt, desillusioniert. Losgerannt war er einmal mit großen Plänen, er wollte ein Star werden und Bedeutendes schaffen. Er war zwar einer von dreißig Angestellten in einem berühmten Architekturbüro geworden, doch der gottgleiche Chef kannte kaum seinen Namen. Jeden Abend arbeitete er bis nach zehn, aber es ging nicht voran. Vielleicht würde es nie mehr vorangehen, die jüngeren Kollegen drohten ihn schon zu überholen. Eine maximale narzisstische Kränkung. Ich bin talentiert, hatte so ehrgeizige Ziele, und jetzt versauere ich trotz allen Bemühens an einem Platz, den ich als mir nicht gemäß empfinde. Durch die Erschöpfung und die Kränkung, das einst Vorgenommene nicht erreicht zu haben, war es bei diesem Patienten zu einer Depression gekommen, die er für sich selbst und für sein Umfeld aber stets nur »Burn-out« genannt hatte.

Wohl um 2012 herum erreichte der mediale Hype um den Burn-out seinen Höhepunkt. Der »Stressreport« war erschienen, und in den Jahren zuvor hatten einige Prominente wie der Fußballtrainer Ralf Rangnick, die Wissenschaftlerin Miriam Meckel oder der Skispringer Sven Hannawald ihre Erschöpfungsgeschichten öffentlichkeitswirksam erzählt. Burn-out war nicht nur Trend geworden, sondern auch zur Erkrankung der Leistungselite. Schließlich kann nur der ausbrennen, der zuvor gebrannt hat. Eine ganz einfache, für jeden nachvollziehbare Schlussfolgerung. Fast schien es so, als sei in der öffentlichen Wahrnehmung ein Burn-out mit einer Aufwertung des Erschöpften verbunden, der dadurch als besonders leistungsbereit geadelt wurde. Die an einer Depression Erkrankten gerieten dagegen in Gefahr, als die Schlaffen und Faulen betrachtet und dadurch noch mehr als sowieso schon stigmatisiert zu werden.

Vielen erschien es daher ratsamer, ihre Erkrankung lieber »Burn-out« als »Depression« zu nennen. Das bedeutete für die Betroffenen nicht nur weniger soziale Ausgrenzung. Die Verschiebung von der argwöhnisch betrachteten Krankheit zum allgemein positiv bewerteten Erschöpfungszustand half ihnen zudem dabei, ihren eigenen Hilfebedarf zu akzeptieren und auch wirklich Hilfe in Anspruch zu nehmen.

Aber Burn-out ist eben keine Depression. Wird das vermischt, kann es zu Fehldiagnosen kommen. Dann kann es sein, dass eine sich hinter der Erschöpfung verbergende psychische Erkrankung nicht erkannt wird und eine falsche, auf keinen Fall leitliniengerechte Behandlung in die Wege geleitet wird. Aus diesem Grund warnte die DGPPN 2012 vor einem unwissenschaftlichen und unkritischen Gebrauch des Begriffs »Burn-out« für quasi sämtliche psychischen Störungen, die im Zusammenhang mit einer Arbeitsbelastung stehen. Wir wehrten uns gegen Bestrebungen, mit dem Burn-out-Begriff eine neue Krankheitsdefinition zu schaffen. Stattdessen starteten wir diverse

Kampagnen gegen die Stigmatisierung von Menschen mit einer depressiven Störung. Sie sollten nicht als Kranke zweiter Klasse gelten.

In der Zeit danach gingen die Burn-out-bedingten Fehltage von Arbeitnehmern wieder zurück. Spätestens 2014 war der Hype vorbei. Vielleicht, so wurde gemutmaßt, hatte die Debatte ja dazu geführt, dass Belastungen am Arbeitsplatz nun früher erkannt und entsprechende stressreduzierende Maßnahmen ergriffen wurden. Aber in den Schilderungen der Patienten, die wir erleben, stellt sich das anders dar. Wir merken nicht, dass sich in den Jahren, die vergangen sind, die Arbeitsbedingungen wirklich zum Guten gewendet haben oder die Belastungen weniger geworden sind.

Betriebliche Prävention

Arbeitgeber tragen Verantwortung für ihre Angestellten, auch was deren seelische Gesundheit betrifft. Dafür braucht es aber zunächst einmal das erforderliche Grundwissen über die verschiedenen psychischen Erkrankungen und ihre möglichen Behandlungsformen. Das betrifft vor allem die Vorgesetzten und die Betriebsärzte. Erst wenn diese geschult genug sind, können sie selbst Informationen weitergeben, für eine allgemeine Sensibilisierung sorgen und, falls nötig, schnell auf eventuelle Belastungen des einzelnen Angestellten reagieren.

Schon jetzt bieten größere und große Unternehmen, teilweise innerhalb des Betriebs, teilweise auch in Zusammenarbeit mit Fitnessstudios, Programme zur Entspannung und zum Stressmanagement an, die der Vorbeugung von psychischen Erkrankungen dienen sollen. Damit ist es aber nicht getan. Wie der »Stressreport Deutschland« gezeigt hat, gehört ein vertrauensvolles Verhältnis zum Vorgesetzten zu den wichtigsten gesundheitserhaltenden Faktoren. Dem Chef ohne Angst vor negativen Konsequenzen von Stress am Arbeitsplatz erzählen zu können, nimmt Scham- und Schuldgefühlen die Schwere und beugt Selbstüberforderung vor.

Die Betriebsärzte sollten ebenfalls jederzeit ansprechbar sein. Meist sind es ja Internisten, die die Untersuchungen durchführen. Doch es genügt nicht, routinemäßig nur eventuelle körperliche Beschwerden abzufragen. Auch die Psyche muss in den Blick geraten. Gibt es Warnzeichen, die auf ein Erschöpfungssyndrom hindeuten? Kann sich jemand noch so konzentrieren wie früher? Leidet jemand unter Schlafstörungen? Im Zweifel könnten dann geeignete, individuell abgestimmte Maßnahmen zur Stressreduktion vorgeschlagen werden. Betriebsärzte unterliegen wie alle Mediziner der Schweigepflicht. Aus dem Untersuchungszimmer dringt also nichts nach außen, was der Angestellte lieber für sich behalten möchte.

Erweisen sich die arbeitsbedingten Belastungen jedoch als so massiv, dass eine ernstliche psychische Erkrankung des Mitarbeiters droht, helfen letztlich nur Veränderungen im Arbeitsablauf selbst. Es müssen mehr Pausen eingeplant werden, und ein geringerer Termindruck sollte das Ziel sein. Ob vorübergehend oder dauerhaft: Das Anforderungsprofil muss dann den Gegebenheiten angepasst werden.

Wobei sich das alles viel leichter in der Theorie fordern als in der Praxis wirklich umsetzen lässt. Doch die Dinge einfach zu belassen, wie sie sind, stellt eindeutig die schlechtere Alternative dar, und zwar für beide, den Arbeitgeber und den Arbeitnehmer.

Was jeder gegen beruflichen Stress tun kann

Zeitlich begrenzter Stress fördert die Leistung, chronischer Stress aber gefährdet die Gesundheit. Daher muss es immer darum gehen, chronischen Stress so weit wie möglich zu minimieren und entsprechende Frühwarnsymptome ernst zu nehmen. Wer schlecht schläft, sich nur noch schwer konzentrieren kann, auch in der Freizeit keine Ruhe findet, über Gebühr gereizt ist, zu seinen Mitmenschen mehr und mehr auf Distanz geht und zudem unter wechselnden körperlichen Beschwerden leidet, für den ist es allerhöchste Zeit, sich seinen Arbeitsstil einmal etwas genauer anzuschauen. Wie sehr ist das Bestehen im Beruf zum Lebensmittelpunkt geworden? Gibt es eine Neigung, alles perfekt zu machen? Zählen nur noch Leistung und Erfolg? Frisst die Arbeit immer größere Teile der Freizeit? Leidet sogar das Familien- und Freundesleben darunter?

Trifft das meiste davon zu, sollte man gegensteuern und am besten nicht allzu lange warten damit. Zu einem erfolgreichen Berufsleben gehört auch, auf sich selbst achtgeben zu können. Das beginnt bei ganz kleinen Dingen. Man muss nicht in den Pausen vor dem Computer sitzenbleiben. Man kann auch aufstehen, sich die Beine vertreten und ein wenig frische Luft um die Nase wehen lassen. Brötchen und Kaffee schmecken ohnehin besser, wenn man beim Essen keinen Bildschirm vor Augen hat. Auch eine kleine Ruhephase in einem bequemen Sessel oder ein autogenes Training von wenigen Minuten, in dessen Verlauf man einmal geistig um den Block geht, können helfen, ein wenig Abstand zu gewinnen. Das schafft nur, wer so klug ist, die ihm zustehenden Pausen auch wirklich wahrzunehmen und sie nicht dem Arbeitgeber zu schenken. Der hat seine eigenen, der braucht keine weiteren.

Auch das Gespräch mit Kollegen hilft, zwischendurch auf andere Gedanken zu kommen, vorausgesetzt, es dreht sich um etwas anderes als die gerade anstehenden Aufgaben. Noch in der Kantine über Deadlines zu reden, verdirbt allen den Appetit. Im Kreis verständnisvoller Zuhörer aber einmal richtig Dampf abzulassen über unverschämte Kunden oder überflüssige Fortbildungen kann mitunter durchaus der eigenen Psychohygiene dienen, sofern man es nicht übertreibt.

Kehrt man von der Arbeit nach Hause zurück, sollte man die eigenen vier Wände als wirklichen Rückzugsraum betrachten, in den die Firma wie jeder andere nicht zum engsten Kreis gehörende Gast nur zu bestimmten Zeiten eingeladen wird. Vor allem am Wochenende. Man muss nicht alle beruflichen Mails vom heimischen Computer aus beantworten. Die Briefpost wartet schließlich auch brav bis zum Montagmorgen in der Ablage. Man kann die Zeit sinnvoller nutzen, etwa indem man etwas mit der Familie oder mit Freunden unternimmt, mal wieder seine alten Hobbys pflegt oder sich beim Sport mit Vergnügen verausgabt und so die Stresshormone der Arbeitswoche abbaut.

Wer bewusst Phasen zum Abschalten und für entspannende Tätigkeiten einplant, sowohl werktags als auch an den Wochenenden, tut sich oft leichter, derartige Pausen auch einzuhalten. Er darf dabei eben nur nicht ins andere Extrem verfallen und auch die Freizeit wieder arbeitsähnlich durchtakten. Ein Freiraum ist nur einer, wenn ihm nicht zu enge Grenzen gesteckt sind. Am schwersten fällt es leistungsorientierten Menschen, einfach einmal gar nichts zu tun. Nur den Rädern beim Rollen zuzuschauen und zu spüren, wie die Zeit vergeht. Zeit ohne die Verpflichtung, etwas erledigen und dabei perfekt sein zu müssen. Eine Übung in bewusster Muße, und mit jedem Atemzug wächst die Erkenntnis, dass es sich auch mit gelegentlichen Unzulänglichkeiten ganz gut leben und bestimmt auch arbeiten lässt. Man muss nicht immer hundert Prozent geben. Und dann gibt es da ja auch noch ein einsilbiges Wort, das sich hervorragend dazu eignet, sich zumindest manchmal die Zumutungen des Jobs vom Leib zu halten: Nein.

Tagesklinik

Ratschläge wie diese geben wir auch unseren Patienten in einer der dem Alexianer St. Joseph-Krankenhaus angegliederten Tagesklinik. Sie hieß einmal »Burn-out-Tagesklinik«, weil wir auf die öffentliche Diskussion um diesen Risikozustand reagieren wollten. Die Menschen sollten sehen, dass sie bei uns am richtigen Ort waren, wenn sie sich erschöpft und ausgebrannt fühlten. Mittlerweile heißt sie wieder wie früher »psychotherapeutisch-psychiatrische Tagesklinik«, doch die Patienten kommen wie eh und je und berichten vom Stress, dem sie sich nicht mehr gewachsen sehen.

Schon Anfang der 1990er-Jahre beschäftigte ich mich mit der Konzeption und dem Aufbau von Tageskliniken. Ich las alles zu dem Thema, was mir in die Finger kam, ganz einfach, weil mich das Prinzip Tagesklinik von Beginn an überzeugte. Daran hat sich bis heute nichts geändert.

Früher, als wir in Weißensee die erste Tagesklinik eröffnet haben, ging es eher darum, Patienten nach einem längeren stationären Aufenthalt eine Zeit des Übergangs zu ermöglichen, ehe sie endgültig in ihren Alltag zurückkehren konnten. Heute sehen viele Patienten erst gar nicht die Station, sondern werden gleich in die Tagesklinik aufgenommen und mehrere Wochen ausschließlich dort betreut. Sie gehen morgens von daheim los, als gingen sie zur Arbeit. Kein Nachbar käme je auf die Idee, sie suchten die Psychiatrie auf. Womit schon mal die Angst, schief angesehen oder gar stigmatisiert zu werden, komplett entfällt.

Tagesklinik von montags bis freitags, das ist eine 40-Stunden-Woche, doch ohne die Internierung auf einer Station, die manchmal wie ein Filter funktioniert, der die Dinge des Alltags daran hindert, einem zu nahe zu kommen. Das ist in der Tagesklinik anders. Hier finden Therapieprinzip und Realitätsprinzip zusammen. Bis nachmittags gibt es ein achtstündiges intensives Programm mit

Psychotherapiegruppen, mit Einzelgesprächen, Entspannungsübungen, Sport und, besonders wichtig, Alltagstraining. Denn das Gelernte soll am Abend, wenn sich auf der Station ohnehin nicht mehr viel abspielen würde, gleich zu Hause auf seine Alltagstauglichkeit geprüft werden. Geschlafen wird im eigenen Bett, und am nächsten Morgen können die Probleme, die sich vielleicht daheim neu ergeben haben, gleich wieder mit ins Gespräch aufgenommen werden. So ergibt sich eine viel engere Vernetzung zwischen Klinik und Alltag, als sie bei einem längeren stationären Aufenthalt möglich wäre. Eine durchgängige Betreuung ist für die Patienten der Tagesklinik trotzdem gewährleistet. Am Wochenende, wenn keine Psychotherapie stattfindet, gibt es Angebote, die von manchen als tot erlebte Zeit mit Sport in einer unserer Hallen zu füllen. Sollte es dennoch einmal zu einer kritischen Situation kommen, kann rund um die Uhr unsere Akutaufnahme aufgesucht werden.

Nicht für jeden Patienten kommt ein Tagesklinik-Aufenthalt in Frage. Bestimmte Dinge müssen geklärt sein, ehe wir grünes Licht geben können. Menschen mit schweren depressiven Erkrankungen haben oft gerade morgens nicht die Energie, jeden Tag den Weg zur Klinik auf sich zu nehmen. Schafften sie es nicht, regelmäßig zu uns zu kommen, würde das ihre Schuldgefühle und Selbstwertzweifel noch weiter verstärken, was aber unbedingt verhindert werden muss. Eine weitere Kontra-Indikation liegt vor, wenn der für die psychische Krise vor allem verantwortliche Konflikt im häuslichen Bereich zu finden ist, etwa in der Partnerschaft. Für die Gesundung des Patienten wäre das allabendliche Zurückkehren ins belastende Umfeld nicht gerade zuträglich. Und selbstverständlich dürfen Patienten auch keine drängenden Suizidimpulse haben.

Bei uns im Haus haben wir ein Drittel unserer Kapazität für Tagesklinikplätze reserviert. Das ist ein relativ hoher Anteil. Deutschlandweit sind eher nur zehn bis zwanzig Prozent üblich. Nicht genug, wie ich finde, angesichts der Tatsache, dass der Bedarf der Menschen an schneller, alltagsnaher therapeutischer Betreuung kontinuierlich steigt.

Mit den Patienten, die mit einer Anpassungsstörung oder einem Erschöpfungssyndrom zu uns in die Tagesklinik kommen, machen wir jeden Nachmittag, bevor sie nach Hause aufbrechen, eine kleine Entspannungsübung. Sie soll ihnen helfen, gelassen in den Abend und ins gewohnte Leben zu gehen. Solche Rituale sind wichtig. Die Patienten sollen lernen, sie auch dann beizubehalten, wenn die Wochen in der Tagesklinik vorüber sind. Denn Rituale strukturieren den Tag, können Ressource sein, um sich nicht wieder im Uferlosen des Stresses zu verlieren.

Auch Pausen sind Rituale, die es bewusst wahrzunehmen gilt. In der Tagesklinik dauert die Mittagspause eine Stunde. Zu lang für einige der neu hinzukommenden Patienten, die es verlernt haben, ihrem Körper und ihrer Seele Phasen der Regeneration zu gönnen. Nach einer Weile gewöhnen sie sich jedoch an die Entschleunigung. Sie akzeptieren die Ruhe, und Ruhe heißt: für sich sein, nicht miteinander reden, sich hinlegen, etwas lesen, leise Musik hören. Sie lernen von Grund auf neu, Pausen zu machen und in den Pausen bei sich zu sein. Sie erkennen, dass Zeit zu verschwenden manchmal etwas sehr Schönes sein kann. Sie gewinnen ihren eigenen Lebensrhythmus zurück.

Das beginnt schon mit dem Frühstück, das in der Tagesklinik alle gemeinsam einnehmen. Viele Menschen frühstücken ja schon seit Jahren nicht mehr, so wie auch das gemeinsame Abendessen irgendwann verloren gegangen ist. Jeder kommt nach Hause, geht an den Kühlschrank und verzieht sich dann in sein Zimmer. Doch eine Mahlzeit kann ein wichtiger, weil Halt gebender Bestandteil des Tages sein, und das versuchen wir, den Menschen mit auf den Weg zu geben. Alle setzen sich zusammen an den Frühstückstisch und tauschen sich aus, über das, was anliegt, über die neuesten Nachrichten. Dann erst beginnt der Tag. Anstatt wie üblich direkt im und mit dem Büro zu beginnen: Jacke aus, Tasche unter den Tisch, Computer an, Kaffee. Sogar Hausaufgaben stellen wir den Patienten. Eine der wichtigsten besteht darin, ein Wochenende zu gestalten, ohne von einem Freizeittermin zum anderen zu hetzen.

Nach sechs bis acht Wochen endet die Zeit in der Tagesklinik. Die Therapie wird ambulant fortgesetzt, und jeder geht wieder zurück an seinen Arbeitsplatz. Die Umstellung ist nicht so dramatisch wie nach einem stationären Aufenthalt, schließlich haben die Patienten ja jeden Abend ihr gewohntes Umfeld gehabt. Trotzdem stellt für jemanden, den die Arbeit krank gemacht hat, die Rückkehr in den Job eine hohe Hürde dar. Je länger jemand raus ist, desto schwerer fällt ihm der Wiedereinstieg. Daher ist es wichtig, erst gar nicht in einen Rückzugsmodus zu kommen. Das

Ziel muss immer lauten, wieder arbeiten zu gehen, und sei es nach dem Hamburger Modell, bei dem man mit der Hälfte der normalen Arbeitszeit wieder anfangen kann.

Wenn wir wissen, dass die Patienten montags wieder im Job sein werden, bemühen wir uns, sie erst freitags aus der Tagesklinik zu entlassen. Die Zeit zum Grübeln soll so kurz wie möglich gehalten werden. Denn da ist die Angst: Wie wird der Arbeitgeber, wie werden die Kollegen reagieren, wenn sie erfahren, dass ich längere Zeit in einer psychiatrischen Klinik verbracht habe? Werde ich mit dem Stress nun besser klarkommen, oder werden mich die Belastungen wieder krank machen? Dieselben Zweifel befallen umgekehrt auch den Arbeitgeber, wenn es um das Wiedereingliederungs-Management des Genesenen geht und entschieden werden muss, was ihm künftig zugemutet werden kann. Es ist dann für alle Parteien ein Segen, wenn ein sach- und betriebskundiger Arzt vor Ort ist, der den Wiedereinstieg begleiten kann. Wie bei der Prävention stressbedingter Erkrankungen kommt den Betriebsärzten also auch bei der Nachsorge eine ganz entscheidende Rolle zu, deren Wichtigkeit in Zukunft sicher noch wachsen wird.

Kapitel 5
Angststörungen

Generalisierte Angststörungen, Phobien und Panikstörungen

Angst vor dem Alleinsein. Angst, alles zu verlieren. Angst vor dem Alter. Angst vor dem Tod. Angst, verrückt zu werden. Angst, sich zu blamieren. Angst, mit jemandem zu reden. Angst vor Terror. Angst vor der Prüfung. Angst, in ein Flugzeug zu steigen. Angst, jemandem die Hand zu geben. Angst, eine Gelegenheit zu verpassen. Angst um die Kinder. Angst, zu spät zu kommen. Angst zu ersticken. Angst, ertappt zu werden. Angst zu versagen. Angst, nicht zu genügen. Angst, schief angesehen zu werden. Angst, etwas zu beginnen. Angst vor der Zukunft. Angst, nüchtern zu werden. Angst vor Krieg. Angst vor Krankheit. Angst vor Spinnen. Angst vor Bakterien. Angst vor einem Unfall. Angst, nicht geliebt zu werden. Angst, geliebt zu werden. Angst vor Fehlern. Angst, vor anderen zu erröten. Angst vor dem Fremden. Angst vor dem Nachbarn. Angst vor der Dunkelheit. Angst vor Enge. Angst, einen Aufzug zu betreten. Angst vor Feuer. Angst, sein Leben zu versäumen. Angst vor dem Fall. Angst vor dem Knall. Angst auf der Autobahn. Angst auf der Rolltreppe. Angst im Bus. Angst, nicht mehr nach Hause zu finden. Angst essen Seele auf. Angst vor dem Verstummen. Angst, vergesslich zu werden. Angst, sich zu wiederholen. Angst vor dem Bösen. Angst, nicht zum Ende zu kommen.

Und so weiter und so weiter. Es hört nicht auf. Angst gehört zum Menschsein dazu. Ähnlich wie Stress hat auch sie eine ganz bestimmte Funktion. Sie bringt uns in Habachtstellung, wenn Gefahr droht. Kortisol wird ausgeschüttet, auf einen Schlag ist man hellwach. Man blendet alles Unwichtige aus, die Muskeln werden durchblutet, das Herz pocht, der Blutdruck steigt, der Atem wird schneller. Alles ist bereit für die entscheidende Reaktion: *fight or flight*. Ohne das elementare Gefühl der Angst hätte die Geschichte der Menschheit vermutlich auf ein halbes Blatt Papier gepasst – ein furchtloser Urmensch wäre fröhlich und munter auf den Säbelzahntiger zuspaziert, und das wäre es dann schon gewesen.

Ohne Angst kein Überleben in grauer Vorzeit. Ohne Angst aber auch kein einigermaßen gesichertes Dasein in der Gegenwart. Müssten wir wie der junge Mann aus dem Märchen erst ausziehen in die weite Welt, um das Gruseln zu lernen, kämen wir wohl nicht sehr weit. An der ersten Kreuzung, die wir unbekümmert um eventuelle Gefahren beträten, würde uns ein Auto erfassen. Wir würden in jeden See springen, durch die verrufensten Viertel schlendern, im Casino noch mal und noch mal auf dieselbe Zahl setzen, unsere kleinen Kinder allein auf die Straße lassen, jede Vorsorgeuntersuchung schwänzen und kündigen, wenn uns ein Kollege gerade einmal dumm kommt. Ganz einfach, weil wir keine Angst vor den Folgen unseres Verhaltens hätten. Ohne Angst wären Gefahren nur ganz gewöhnliche Situationen und Bedrohungen für uns als solche nicht zu erkennen.

Angst ist daher zunächst einmal etwas durchaus Positives, denn sie bewahrt uns davor, uns unnötig in Gefahr zu begeben, und hilft uns, in bedrohlichen Momenten angemessen zu reagieren. Aber Angst ist kein angenehmes Gefühl. Wir leben nicht gern im Ausnahmezustand. Zu oft und zu lange in Alarmbereitschaft zu sein tut uns nicht gut. Wenn Angst uns nicht mehr nur vor Schlimmem bewahrt, sondern sich verselbstständigt und scheinbar grundlos auftritt oder in stark übersteigerter Form, spricht man von einer Angststörung. Dann werden Gefahren überschätzt oder selbst da vermutet, wo es gar keine gibt.

Bestimmte, eigentlich harmlose Situationen, über die andere Menschen nicht einmal nachdenken, wachsen sich aus zu kaum bewältigbaren Herausforderungen. Oder aber die Angst fällt uns plötzlich und hinterrücks an, wenn wir es nicht vermuten, und landet einen Wirkungstreffer nach dem nächsten. Bald entwickeln wir Angst vor der Angst und richten unser Leben nach ihr aus, oder besser ausgedrückt: Wir leben gar nicht mehr, sondern versuchen nur noch, so gut es geht, der nächsten Angst auslösenden Situation auszuweichen. Doch das gelingt nicht.

Es gibt keine harten Kriterien, die eine Angststörung von einer normalen Angstreaktion absetzen. Eine genaue Grenze zwischen psychischer Krankheit und Gesundheit lässt sich wie so oft auch hier nicht bestimmen. Nur Warnsignale kann man erkennen. Die Leitlinie Angststörungen listet einige typische Gedanken und Verhaltensweisen auf, die möglicherweise auf eine Erkrankung hindeuten. Können eine oder mehrere der folgenden Aussagen bejaht werden, wird das Aufsuchen eines Arztes oder eines Therapeuten empfohlen:

- Ich denke mehr als die Hälfte des Tages über meine Ängste nach.
- Ich werde durch die Ängste in meiner Lebensqualität und Bewegungsfreiheit erheblich eingeschränkt.
- Wegen meiner Ängste werde ich immer depressiver.
- Wegen meiner Ängste habe ich schon Suizidgedanken gehabt.
- Ich bekämpfe meine Ängste oft mit Alkohol, Drogen oder Beruhigungstabletten.
- Wegen meiner Ängste ist meine Partnerschaft ernsthaft in Gefahr.
- Wegen meiner Ängste habe ich Probleme im Beruf oder bin deswegen arbeitslos.

Angst ist nicht gleich Angst. Entsprechend unterscheidet man auch zwischen drei Formen von Angststörungen: den generalisierten Angststörungen, den Phobien und den Panikstörungen. Sie beeinträchtigen in je unterschiedlicher Weise und Stärke das Leben der von ihnen Betroffenen und werden teilweise auch unterschiedlich behandelt.

Jeder macht sich Sorgen um sein eigenes Wohlergehen und um das seiner Angehörigen. Der Gedanke, einem selbst oder denjenigen, die man liebt, könnte etwas zustoßen, erscheint so unerträglich, dass er verdrängt werden muss. Den meisten Menschen gelingt das auch recht gut, weil sie Gefahren realistisch einzuschätzen und sich dadurch selbst zu beruhigen vermögen. Menschen mit einer generalisierten Angststörung jedoch sehen jedem neuen Tag mit nervösem Bangen entgegen. Sie malen sich die Zukunft in düsteren Farben aus und befürchten das Schlimmste: Unfälle, Krankheiten, Unglücke. Ihr Besorgtheits- und Angstniveau ist erhöht, ohne dass sie sich dagegen wehren können. Die Angst kommt nicht als Attacke, sondern wird zum ständigen Begleiter. Sie lässt die Betroffenen nicht schlafen, beeinträchtigt ihre Konzentration und verringert ihr Selbstwertgefühl. Bis das Vertrauen in die eigenen Fähigkeiten vollends geschwunden und jeder gangbare Weg zu einer Sackgasse geworden ist.

Als eher situativ gebundene Ängste können Phobien bezeichnet werden. Heutzutage sehen sich viele Menschen mit einer sozialen Phobie nach therapeutischer Hilfe um. Sie haben Angst vor Situationen, in denen sie sich vor anderen exponieren müssen, weil sie befürchten, sich zu blamieren, negativ aufzufallen oder als sonderbar, peinlich und tölpelhaft zu gelten. Sich in einer größeren Gruppe zu bewegen, bereitet ihnen körperliches Unbehagen. Einen Vortrag zu halten, einen Passanten nach dem Weg zum Bahnhof zu fragen, im vollbesetzten ICE mit dem Handy zu telefonieren, beim Essen beobachtet zu werden, ein Rendezvous zu meistern oder eine Behörde aufzusuchen stellt sie vor beinahe unüberwindliche Schwierigkeiten.

Immer fühlen sie sich beobachtet, bewertet, gewogen und für zu leicht befunden. Sie vermeiden es, im Mittelpunkt zu stehen, und passiert es dennoch, wollen sie alles besonders gut machen, weil sie sich nach Anerkennung sehnen. Doch dann zittern ihre Hände, wird ihnen schlecht, röten sich ihre Wangen, bricht ihnen die Stimme weg. Der befürchtete Misserfolg tritt tatsächlich ein, die erwartete Blamage geschieht und erhöht die Angst vor der nächsten. Selbst eigentlich gelungene Situationen werden noch im Nachhinein zu Niederlagen umgedeutet, weil man an das eigene Reüssieren nicht mehr glauben kann.

Gut möglich, dass in den kommenden Jahren die Zahl der Menschen mit einer sozialen Phobie noch zunehmen wird. Jedes Schulkind muss sich heutzutage schon in »Präsentationen« vor der ganzen Klasse als Vermarkter seines Themas und sich selbst beweisen. Später im Beruf gehört das hemmungslose Selbstmarketing sowieso zu den von Arbeitnehmern und Freiberuflern verlangten Fähigkeiten. Wer dann Schwierigkeiten oder gar Angst davor hat, das Wort in eigener Sache vor dem Chef, den Kollegen oder den Kunden zu ergreifen, läuft Gefahr, im Wettbewerb um Aufmerksamkeit und Aufstiegschancen rasch den Kürzeren zu ziehen.

Spezifische Phobien dagegen beeinträchtigen den Alltag nicht in vergleichbarem Maß, denn die angstauslösende Situation lässt sich häufig relativ einfach vermeiden. Die Betroffenen finden im Lauf der Zeit Mittel und Wege, sich mit ihrer Phobie zu arrangieren, ohne dass es dabei zu einer wirklichen Einschränkung der Lebensqualität kommt. Wer Angst vorm Fliegen hat, nimmt dann eben eine deutlich längere Zugfahrt auf sich; wer sich in schwindelnder Höhe fürchtet, fährt im Urlaub ans Meer und steigt daheim auf keine Leiter; wen ein Gewitter ängstigt, der zieht sich die Decke über den Kopf, und wer kein Blut oder keine Spritze sehen kann, sieht weg, wenn der Doktor die Nadel ansetzt.

Interessanterweise haben Forscher herausgefunden, dass selbst eine spezifische Phobie, die längst Einzug in Geschlechterklischees und ins Witzblatt gehalten hat, einmal ihren Sinn gehabt hat. Die Arachnophobie verweist auf längst vergangene Zeiten, in denen die Angst vor Spinnen angesichts der damals deutlich gefährlicheren Exemplare keine Hysterie war, sondern überlebenswichtig.

So klar bezogen auf einen bestimmten Auslöser die spezifischen Phobien sind, so plötzlich und unvorhersehbar treten Panikstörungen auf. Die Angst kommt überfallartig und lässt den Körper SOS senden. Alle Regler werden nach oben geschoben. Die vegetative Reaktion ist überwältigend. Das Herz rast, der Atem wird unregelmäßig, das Schlucken fällt schwer, man schwitzt und friert doch gleichzeitig, die Beine scheinen ihren Dienst zu versagen, auf dem Brustkorb lastest ein Druck, der nicht mehr vergeht, und die Welt scheint zu schwanken. Die durch die Angst verursachten Körpersensationen lösen neue, noch stärkere Angst aus. Das Gefühl zu ersticken, in Ohnmacht zu fallen oder gar an einem Herzinfarkt zu sterben, nimmt mit jeder Sekunde zu. Nicht selten landen die Betroffenen dann in der Akutaufnahme von somatischen Kliniken, ohne dass bei der Untersuchung jemals eine andere Diagnose gestellt werden könnte als: körperlich vollkommen gesund.

»Platzangst« wird die Agoraphobie umgangssprachlich genannt. Sie steht häufig in engem Zusammenhang mit den Panikstörungen. Eine Angstattacke im eigenen Umfeld zu erleben ist schon ein kritisches Ereignis. Aber immerhin weiß man dann vertraute Menschen in der Nähe, die den Rettungswagen anrufen können, wenn wieder einmal alles auf einen Herzinfarkt hindeutet. Von einer Angstattacke aber an einem Ort heimgesucht zu werden, an dem man den Blicken Fremder schutzlos ausgeliefert wäre, keine Chance hätte wegzurennen oder, am schlimmsten, nie und nimmer rechtzeitig medizinische Hilfe eintreffen würde – diese Vorstellung kommt für die Betroffenen einem Albtraum gleich.

Daher entwickeln sie zusätzlich zu den Panikstörungen noch eine Agoraphobie. Sie haben Angst, den Aufzug zu nehmen oder mit öffentlichen Verkehrsmitteln zu fahren. Sie meiden Menschenmengen, fürchten sich gleichzeitig manchmal aber vor dem Alleinsein, weil auch Einsamkeit die Chance, gerettet zu werden, gegen null sinken lässt. Kann einer entsprechenden Situation einmal nicht ausgewichen werden, und kommt es zur Fahrt im Aufzug oder in der Straßenbahn, hat sich die Angst, es könnte währenddessen etwas Schlimmes passieren, schon so verfestigt, dass die Situation vom Betroffenen dann in einer Art selbsterfüllender Prophezeiung tatsächlich als unerträglich erlebt wird.

Die Erwartungsangst und das sich daraus ergebende Vermeidungsverhalten sind typisch für eine Angststörung. Aus einem »Hoffentlich passiert das nicht wieder«, das den Pegel der Anspannung schon vor der nächsten Flugreise, dem nächsten zu haltenden Vortrag, dem nächsten Aufenthalt in einem überfüllten Raum nach oben treibt, folgt häufig ein »Ab jetzt vermeide ich am besten jede Situation, vor der ich Angst habe«. Bei Menschen mit einer generalisierten Angststörung kann sich das nach und nach sogar zu einer regelrechten Alltagsunfähigkeit auswachsen. Der Radius ihrer Aktivitäten wird immer enger, und irgendwann sehen sie sich außerstande, zur Arbeit zu gehen oder auch nur das Haus zu verlassen. Die Angst beherrscht das Leben. Spätestens dann ist der Punkt erreicht, an dem eine ambulante Behandlung, die in der Regel sehr gut hilft, nicht mehr ausreicht und die Betroffenen entweder zu uns in die Tagesklinik kommen oder stationär aufgenommen werden. Nicht selten diagnostizieren wir dann zusätzlich noch eine depressive Störung, die eine nachvollziehbare Reaktion auf ein Dasein in permanenter Angst darstellen kann.

Sieht man sich Zahlen des Robert-Koch-Instituts an, rangieren Angststörungen im Ranking der weitverbreitetsten psychischen Erkrankungen in Deutschland noch vor Depressionen und Alkoholabhängigkeiten auf dem ersten Platz. Man geht von sieben bis acht Millionen Betroffenen aus. Dazu muss man sagen: Diagnostiziert werden kann eine Angststörung nur, wenn durch einen Besuch beim Arzt oder Therapeuten das Gesundheitssystem in Anspruch genommen wird. Bei sehr umschriebenen, den Alltag nicht übermäßig behindernden Phobien, beispielsweise bei der Angst vor Spinnen oder vor dem Fliegen, passiert das aber für gewöhnlich nicht, weil die Betroffenen eine Strategie finden, mit ihnen umzugehen und sie in ihren Alltag zu integrieren. Menschen mit Panikstörungen nehmen dagegen meistens sehr früh ärztliche Hilfe in Anspruch, denn sie vermuten eine körperliche Erkrankung als Auslöser für ihre Angst, und eine generalisierte Angststörung verlangt insbesondere bei schweren Verläufen eine professionelle Behandlung.

Wie an Depressionen erkranken auch an Angststörungen Frauen weitaus häufiger als Männer. Die Zahlen sind eindeutig, die Gründe weniger. Aber auch hier könnte die bei Frauen generell mehr ausgeprägte Bereitschaft, in sich hineinzuhorchen, psychische Zustände zu verbalisieren und sich Hilfe zu holen, eine wichtige Rolle spielen.

Ursachen und Therapie

Angststörungen sind multifaktorielle Erkrankungen. Was den genetischen Einfluss betrifft, so gilt das bei der Depression Gesagte: Es gibt ihn, aber er lässt sich nicht an einem einzigen Gen festmachen. Eine entsprechende Disposition führt auch nicht automatisch dazu, dass jemand krank wird. Allerdings sorgt sie für eine erhöhte Vulnerabilität, die durch psychosoziale Belastungsfaktoren in der Kindheit oder im späteren Leben aktiviert werden kann. Zu nennen wären Verlust- und Trennungserfahrungen, sexueller Missbrauch, körperliche Erkrankungen, Armut oder Arbeitslosigkeit.

Die verschiedenen Botenstoffe im Gehirn wie Serotonin und Noradrenalin, die im synaptischen Spalt für die Signalübertragung zwischen den Gehirnzellen sorgen, sind ebenfalls als mögliche Auslöser einer Angststörung untersucht worden. Allerdings vermag die Forschung derzeit noch nicht genau zu sagen, welche von ihnen tatsächlich zur Verursachung beitragen. Nichtsdestotrotz kommt Medikamenten, die sonst als Antidepressiva eingesetzt werden und die Konzentration des Serotonins erhöhen, auch bei der Behandlung von Angststörungen eine Wirksamkeit zu.

Innerhalb kürzester Zeit wirken Benzodiazepine, also Beruhigungsmittel. Wer in einem Zustand großer Angst Valium oder Tavor einnimmt, verspürt nach spätestens zwanzig Minuten eine Linderung der Symptome. Ein durchaus gefährlicher Effekt, kann er doch dazu verleiten, Beruhigungsmittel regelmäßig und nicht zuletzt auch zur Prophylaxe einzunehmen, um angstbesetzte Situationen besser durchstehen zu können. Da Benzodiazepine aber sehr schnell abhängig machen, ist dringend davon abzuraten, sie außer in akuten Krisen zur Behandlung einzusetzen.

Was hilft wirklich bei Angststörungen? Zunächst einmal Psychoedukation, also die Erläuterung von Ursache, Symptomatik und Verlauf einer Angststörung. Bereits das Verstehen der Symptome kann den Patienten entlasten. Bei einer schweren Angststörung können Serotonin-Wiederaufnahme-Hemmer verschrieben werden, ansonsten aber hilft vor allem Psychotherapie. Besonders die Wirksamkeit der Verhaltenstherapie wurde in vielen Studien nachgewiesen. Sie setzt bei den Gedankenabläufen an, die Angstpatienten aufgrund negativer Erfahrungen verinnerlicht haben: Beim Gespräch mit dem Chef werde ich wie immer kein Wort herausbringen; in der Menschenmenge wird mir bestimmt wieder schlecht; meine Kinder begeben sich ganz sicher in große Gefahr, wenn sie unbegleitet zur

Schule gehen, erst gestern habe ich wieder Schreckliches in der Zeitung gelesen. Gedanken prägen Gefühle, und angsterfüllte Gedanken erzeugen letztlich genau das – Angst. Wenn ich vom Schlimmsten ausgehe, gerate ich so unter Druck, dass ich unfähig bin, positive Alternativen auch nur in Betracht zu ziehen.

Hier setzt die Verhaltenstherapie an. Überzeugungen und Angsterwartungen sollen auf ihre Plausibilität und Angemessenheit überprüft und nach Möglichkeit korrigiert werden. Situationen können so in einem neuen Licht erscheinen, und ein anderes Verhalten wird möglich, das an die Stelle von ängstlichem Vermeiden tritt. Besonders bei der generalisierten Angststörung kommen zur behutsamen Bearbeitung der ihr zugrunde liegenden Denkmuster auch eine Art Aufbautraining des Selbstwertgefühls sowie Anti-Stress-Übungen hinzu. Der Patient soll wieder lernen, auf seine Fertigkeiten zu vertrauen und mit Angst und Stress assoziierte Situationen neu zu erleben: Auch wenn ich meine Kinder nicht jede Minute auf dem Handy anrufe, kommen sie gut in der Schule an; auch wenn ich einmal krank bin, wirft mich mein Chef nicht gleich aus der Firma.

Etwas anders geht man bei den Phobien vor. Hier hilft ein speziell auf die jeweilige Phobie abgestimmtes Expositionstraining. Hat jemand Angst vor einer Fahrt im Aufzug, soll sich der Patient in einer Entspannungsübung erst einmal die Situation konkret vorstellen, dabei können eventuell Bilder für mehr Anschaulichkeit sorgen. Gleichzeitig wird die Situation im Gespräch durchgespielt: Was erwartet der Patient, und was ist tatsächlich aller Wahrscheinlichkeit nach zu erwarten? Was kann schlimmstenfalls passieren, nachdem sich die Fahrstuhltüren geschlossen haben, und wie realistisch ist diese Befürchtung?

Dann erfolgt der Abgleich mit der Wirklichkeit. Der Patient betritt, durch ein Gespräch mit dem Arzt oder Psychologen ausreichend auf das Geschehen in der Expositionstherapie vorbereitet, einen Aufzug, womöglich zum ersten Mal nach langer Zeit. Ein Therapeut begleitet ihn. Der Aufzug setzt sich in Bewegung, doch er fährt nicht lange, denn auf dem Weg in die oberen Stockwerke hält ihn der Therapeut an. Der Patient wird dadurch mit seiner größten Angst konfrontiert. Er befindet sich in der engen Kabine und kann sie nicht verlassen. Der Angstpegel steigt auf einer Skala von 1 bis 10 auf die höchste Stufe. Doch innerhalb der sich für den Patienten zu Ewigkeiten dehnenden Minuten, die vergehen, bis der Therapeut per Knopfdruck für die Fortsetzung der Fahrt sorgt, geschieht es, dass der Pegel ein wenig fällt, nicht viel, vielleicht auf 9, aber immerhin.

Am nächsten Tag dasselbe Spiel. Man nennt das »Habituation«. Durch die allmähliche Gewöhnung an die Situation merkt der Patient: Mir passiert ja gar nichts im Aufzug. Ich verliere nicht das Bewusstsein, ich falle nicht um. Und mit jeder Fahrt wird sich der Angstpegel ein wenig mehr von der 10 entfernen.

Dieses Prinzip, die »In-vivo-Exposition«, kommt auch bei den anderen Phobien zur Anwendung. Fürchtet ein Patient, sich hoffnungslos zu blamieren, wenn er vor einer Gruppe reden soll, wird er in einem Rollenspiel aufgefordert, genau das zu tun. Auch er wird vorher mit Entspannungsübungen und einem Selbstwirksamkeitstraining darauf vorbereitet. Anschließend können ihm Videobilder dabei helfen, seine selbstabwertenden Einschätzungen zu korrigieren: So schlecht, wie ich dachte, war ich ja gar nicht!

Patienten mit einer Panikstörung ist manchmal schon ein wenig geholfen, wenn sie genau erklärt bekommen, was während einer Attacke in ihrem Körper vor sich geht. Warum also das Herz rast oder das Beklemmungsgefühl so stark ist und dass beides nichts mit einem Herzinfarkt oder sonst einer körperlichen Erkrankung zu tun hat. Lernen lässt sich das auch durch gezieltes Hervorrufen dieser Symptome. Die Patienten werden in große körperliche Anstrengung versetzt, die Schwindel auslöst und den Herzschlag stark beschleunigt, genau wie bei einer Angstattacke. Aber nichts Dramatisches passiert. Man kann das überstehen. Die Patienten sollen dann lernen, dem im Expositionstraining eingeübten Wissen künftig zu trauen. Auf diese Weise können sie vielleicht bei der nächsten Attacke dem panischen Herbeirufen des Notarztwagens widerstehen.

Nicht ausweichen, nicht vermeiden, sondern sich der Angst stellen, das ist auch der Ratschlag, den die Patientenleitlinie gibt: »Da, wo die Angst ist, da geht's lang!« Daran sollten sich die Angehörigen ebenfalls halten. Dem Betroffenen zu sehr entgegenzukommen und ihn in seinem Vermeidungsverhalten noch zu unterstützen sorgt nicht für weniger Angst, sondern nur für eine längere Erkrankungsdauer und ein beeinträchtigtes Leben.

Ein Gefühl der Ohnmacht

Im Gegensatz zur Verhaltenstherapie, die sich auf die Lösung akuter Angst-Problematik konzentriert, gehen die psychoanalytischen Theorien eher von einem unbewussten, in der Lebensgeschichte begründeten Konflikt als Ursache der gegenwärtigen Angsterkrankung und ihrer körperlichen Symptome aus. Wie sich beide Therapieverfahren kombinieren lassen, zeigt die Behandlung eines Patienten, der vor einigen Jahren zu mir kam.

Ein großer, stattlicher Mann, gesegnet mit einem natürlichen Charisma, im Habitus und im Verhalten ganz der erfolgreiche Unternehmer, der sich mit eigenen Händen alles aufgebaut hatte und schon in jungen Jahren zu Geld gekommen war. Er litt unter einer Vielzahl diffuser körperlicher Beschwerden, für die jedoch allesamt kein körperlicher Befund beigebracht werden konnte. Deshalb kam er zu mir. Schon nach kurzer Zeit wurde mir klar, dass etwas anderes dahintersteckte, nämlich Angst. Während einer seiner vielen Fahrten auf der Autobahn, unterwegs zum nächsten Geschäftstermin, hatte der Mann eine Panikattacke erlebt, bezeichnenderweise im Stau, also als Gefangener der Situation, ohne jede Chance, aktiv handeln zu können. Es folgte die typische Entwicklung: Die Anspannung vor jeder neuen längeren Fahrt stieg. Nach einer der nächsten Attacken traute sich der Mann bereits nicht mehr auf die Autobahn, zu groß war die Angst, wieder in eine Situation des Ausgeliefertseins zu geraten. Innerhalb der Stadtgrenzen zu fahren gelang noch, hier half das Wissen, jederzeit, falls nötig, den Wagen verlassen zu können. Aber das konnte den Verzicht auf die beruflich so wichtigen Termine in der Ferne nicht auffangen.

Fahrten im Aufzug wurden ihm bald ebenfalls unmöglich. Auch dort fühlte er sich eingeschlossen und hilflos. Die Möglichkeiten schränkten sich weiter ein. Im Lauf der Monate steigerte sich die zunächst rein phobische Symptomatik zu einer generalisierten Angststörung. Wurde er morgens wach, war die Angst vor dem Tag schon da. Sein Leben, wie er es kannte, war ihm abhandengekommen.

Um eine möglichst schnelle Entlastung zu erzielen, begann ich mit einer Verhaltenstherapie. Der Patient sollte aus seiner ihn immer weiter einschränkenden Angststörung herausfinden. Dabei half das Expositionstraining. Nur wenn er wieder in den Aufzug stieg, konnte er lernen, dass ihm dort keine Gefahr drohte. Nur wenn er sich wieder auf die Autobahn wagte, konnte er erleben, dass es möglich war, wohlbehalten ans Ziel zu kommen. Das waren die sich relativ schnell einstellenden verhaltenstherapeutischen Erfolge.

Die tiefenpsychologische Therapie, die sich anschloss, sollte die verdrängten und ins Unbewusste verschobenen Angstursachen identifizieren. Wir gingen in der Lebensgeschichte des Patienten weit zurück. Ein eher zarter Junge, der sich lieber verbarg, als die Konfrontation zu suchen. Der Vater, der traditionelle Männlichkeitsvorstellungen verkörperte, betrachtete die Sensibilität seines Sohnes mit Argwohn. Mehr noch, sie versetzte ihn in Wut und weckte seinen Jähzorn. Die Mutter sagte nichts, wenn er zum Gürtel griff und den Jungen verprügelte. Immer wieder, die Anlässe dafür waren oft nichtig. Es waren Strafrituale ohne Ziel. Irgendwann empfand der Junge keinen Schmerz mehr. Er dissoziierte, das heißt, er driftete in Gedanken in eine andere Welt, war dann wie losgelöst von seinem Körper, der die Schläge empfing. Liebe erfuhr er nur in den Ferien, wenn er zu den Großeltern kam, es waren immer viel zu kurze Wochen. Dann ging es zurück in die kalte, strafende Welt des Vaters, dem er hilflos ausgeliefert war. Erst mit der Pubertät und dem eigenen körperlichen Erstarken hörte der Schrecken auf. Der Vater traute sich schlicht nicht mehr, handgreiflich zu werden.

Die als Kind erfahrene Ohnmacht bildete den Link zum Gefühl des Ausgeliefertseins auf der Autobahn und im Aufzug. Als das deutlich geworden war, konnten wir damit beginnen, den alten Konflikt in der Therapie aufzuarbeiten. Sogar der Versuch eines Gesprächs mit dem noch lebenden Vater wurde unternommen, doch er verlief ohne Erfolg. Wichtiger war ohnehin die Erkenntnis, dass die Hilflosigkeit des Jungen nicht mehr die des Erwachsenen sein musste. Damals konnte der Patient sich nicht gegen die Umstände wehren, heute jedoch war er dazu in der Lage.

Eineinhalb Jahre Therapie. Wir sahen uns jede Woche. Als Unternehmer war er stets rational an die Dinge herangegangen, doch das ließ sich während der Sitzungen nicht mehr aufrechterhalten. Das Wiedererleben und nochmalige Durchleiden der Zeit, in der er gequält und misshandelt worden war, ließen diesen großen, auf den ersten Blick so dominant wirkenden Mann ganz nah an seine verschüttet geglaubten Emotionen herankommen. Er konnte begreifen, dass die hohe Leistungsbereitschaft, die zu seinem Erfolg als Unternehmer beigetragen hatte, auch Kompensation war. Er holte sich die Anerkennung, die er vom Vater nie bekommen hatte, von seinen Mitarbeitern und seinen Kunden. Nur bei der eigenen Familie funktionierte das nicht. Für ein positives Feedback hatte er so viel gearbeitet, dass seine Ehe in die Brüche gegangen war.

Nun erkannte er: Ich muss nicht mehr so viel Leistung bringen, um Anerkennung zu bekommen. Ich bin auch ohne den maximalen Erfolg wertvoll. Und ich muss auch nicht mehr all das verleugnen, was mir Freude bereitet. Er stellte sein Leben um, nahm sich mehr Zeit für sich und für die Dinge, die zu tun er sich früher nie erlaubt hatte. Die Firma führte er weiter, aber ohne den Druck, der Beste sein zu müssen. Die Angstsymptome und auch alle körperlichen Symptome verschwanden.

Zwei Jahre darauf sah ich ihn wieder. Er war am Knie operiert worden, die Heilung verlief schlecht, über Wochen musste er reglos im Bett ausharren. Die alte Situation kam noch einmal zurück: das Ausgeliefertsein, dazu die körperliche Gefährdung. Aber er fand aus dieser Krise heraus, leichter und viel schneller als beim ersten Mal, denn der alte Konflikt, der den neuen hervorgerufen hatte, war gelöst.

Gesellschaftliche Angst

Die Frage, die Psychiatern und Psychologen in diesen Tagen immer wieder gestellt wird, ist die nach der ängstlichen Gesellschaft. Nimmt die Angst zu, wenn über siebzig Jahre nach dem Kriegsende, nach Jahrzehnten vermeintlich friedlicher Ereignislosigkeit, sich nun die Geschehnisse zu überschlagen scheinen? Was macht es mit dem gesellschaftlichen Angstpegel, wenn die Dinge immer komplexer werden? Wenn Globalisierung, Digitalisierung und Flüchtlingsströme die Entfernungen zwischen den Ländern aufheben und die Welt direkt vor der eigenen Haustür beginnen lassen? Wenn der Terror unsere Straßen und Märkte erreicht?

Zunächst einmal: Wir neigen dazu, Überstandenes generell in milderem Licht zu sehen als gegenwärtige Bedrohungen. Vergangener Schrecken verliert seine Kraft, je mehr wir in der Zeit voranschreiten. Es lohnt sich nicht mehr, über ihn nachzudenken, denn wir sind ja davongekommen. Das Gegenwärtige verlängert sich hingegen immer in eine Zukunft, von der wir noch nichts wissen können, und es ist vielleicht eine deutsche Eigenart – Stichwort *German angst* –, dass wir eher mit dem Scheitern rechnen als mit dem Gelingen.

Hinter uns liegt eben nicht nur die Beschaulichkeit der Bonner Republik. Hinter uns liegen die Koreakrise 1953, die Kubakrise zehn Jahre später, in deren Verlauf die Welt haarscharf an einem Atomkrieg vorbeigeschrammt ist, das Wettrüsten des Kalten Krieges, der Terror der RAF. Hinter uns liegen der Super-GAU von Tschernobyl, der hierzulande Eltern davon abhielt, ihre Kinder in den Regen hinaus oder auf den Spielplatz zu schicken, das Brennen der Ölfelder im ersten Irakkrieg 1991, die ins World Trade Center krachenden Flugzeuge am 11. September 2001. Und so vieles mehr, das uns einmal in Atem gehalten hat und von dem wir uns dann schließlich doch abwenden konnten, um wieder in unserem Alltag aufzugehen.

Dennoch, auch im Licht dieser zurückliegenden Krisen, scheinen uns die aktuellen eine andere Qualität zu besitzen. Sie scheinen schwerer zu wiegen, mehr Angst zu verursachen, uns persönlicher zu betreffen. Der weltweite Angriff auf demokratisch gewachsene Strukturen durch erratische oder auch nur kühl kalkulierende Machthaber, das Versinken ganzer Staaten in Bürgerkrieg und Terror, die zunehmend instabil werdende Weltordnung und die sich mehr und mehr verfestigende Wirtschaftsmacht global agierender Konzerne – all das lässt sich in seinen Auswirkungen nicht mehr ignorieren, denn es betrifft auch unser Leben, unsere Arbeit, unser Verhalten. Nicht wenige reagieren darauf mit Angst.

Im November 2016 nahm ich im Französischen Dom in Berlin an einer öffentlichen Diskussion zum Thema »Feindbilder, Ängste, Polarisierung – Herausforderung für Europas Gesellschaften?« teil. Eingeladen hatten die DGPPN und die Berliner Fliedner Klinik, deren Chefarzt Mazda Adli moderierte. Mit mir diskutierten die Politikwissenschaftlerin und ehemalige Kandidatin für das Bundespräsidentenamt Gesine Schwan, die Fraktionsvorsitzende der Linken Sahra Wagenknecht, der Chefredakteur der *Welt* Ulf Poschardt und Thilo Sarrazin, seines Zeichens einst Berliner Finanzsenator und mittlerweile Sachbuchautor, dessen Werke zu Zuwanderung, Meinungsfreiheit und Wirtschaftspolitik für einiges Aufsehen gesorgt hatten, um es einmal vorsichtig auszudrücken.

Die Diskussion verlief recht lebhaft. Doch es gab auch ruhigere Phasen, in denen so etwas wie Einigkeit auf dem Podium herrschte: Ja, es lässt sich durchaus von einer höheren Grundbesorgtheit sprechen, die die Menschen erfasst hat. Viele trauen es den Politikern nicht mehr zu, die Auswirkungen der Globalisierung in den Griff zu bekommen oder auch nur halbwegs zu kontrollieren. Die Zuwanderung von Flüchtlingen in großer Zahl, die Verlagerung von Arbeitsplätzen in Billiglohnländer und der bröckelnde soziale Zusammenhalt sorgen für Verunsicherung und Angst.

Eine Strategie, die zur Bewältigung eingesetzt wird, ist sicherlich der Versuch, komplexe und vielleicht letztlich sogar unergründliche Sachverhalte radikal zu vereinfachen, um so besser mit ihnen umgehen zu können. Dahinter steckt ein Bedürfnis nach Sicherheit. Statt »Alles ist möglich« eine deutliche Trennung zwischen Schwarz und Weiß, statt Globalisierung der Rückzug ins Überschaubare. Klare Feindbilder helfen beim Behaupten des Eigenen, das vor dem Verschwinden geschützt werden soll. Wenn ich Gut und Böse zu unterscheiden weiß, fällt mir die Entscheidung leicht, wem ich mich zuordnen möchte und wem nicht.

Interessanterweise verlief auch die Podiumsdiskussion größtenteils nach genau diesem Strickmuster. Frau Wagenknecht blieb ebenso eisern bei ihrer Position wie Herr Sarrazin. Die eine identifizierte den Kapitalismus als den Schuldigen für die wachsende soziale Ungleichheit, der andere machte die Flüchtlinge dafür verantwortlich. Die Dinge wurden mal eindeutig von links, mal eindeutig von rechts in den Blick genommen, doch zu einem wirklichen Austausch kam es nicht. Frau Schwan und ich saßen zwischen den Stühlen und warben, etwas hilflos, für die offen geführte politische Diskussion und für das Ernstnehmen der Verunsicherung in der Gesellschaft. Ich glaube fest daran, dass nur ein vorurteilsfrei geführter Dialog über die Stärken des Landes, aber auch über die Grenzen unserer Möglichkeiten zu neuen Lösungen und zum Abbau von Angst führen kann.

Wo aber Angst entsteht, da driftet die Gesellschaft auseinander, und Radikalisierung nimmt zu. Dann greift der Mechanismus des Schuldzuweisens und Ausgrenzens, wenn wieder etwas Schreckliches geschieht. Nicht selten sind es dann auch psychisch Kranke, die am öffentlichen Pranger stehen.

Psychisch krank gleich Täter?

Gibt es einen Zusammenhang zwischen schweren Gewalttaten und psychischen Erkrankungen? Beinahe möchte man meinen, dass die Gesellschaft darauf längst eine Antwort gefunden hat. Nach Amokläufen, Terroranschlägen oder anderen Verbrechen, vor deren Brutalität wir zunächst stumm und ratlos stehen, wird der Täter oft sehr schnell als psychisch auffällig und labil beschrieben. Schließlich würde, so die Meinung vieler, nur ein psychisch Kranker Menschen im Zug mit der Axt angreifen, auf Kunden in einem Supermarkt mit dem Messer losgehen, einen Lkw in eine Menschenmenge lenken oder vermummt in eine Schule eindringen und dort wahllos töten. Das Narrativ vom psychisch kranken und damit unberechenbaren Täter hat sich in den letzten Jahren verfestigt. Mittlerweile gehört es zum fast routinemäßig abgerufenen Erklärungsrepertoire von Gewaltdelikten.

Nur entspricht es eben nicht der Wahrheit. Ungefähr dreihundert Morde geschehen jedes Jahr in Deutschland. Über neunzig Prozent werden von psychisch unauffälligen Menschen begangen, also von den sogenannten »Normalen«. Ein erhöhtes Gewaltrisiko pauschal für alle psychischen Erkrankungen zu behaupten geht daher in die Irre. Nur bei bestimmten Krankheitsbildern, nämlich solchen aus dem Bereich der psychotischen Störungen, lässt sich von einem höheren Risiko sprechen, und das auch nur dann, wenn die Erkrankung nicht ausreichend beziehungsweise gar nicht behandelt wird oder zusätzlich ein Alkohol- oder Drogenmissbrauch vorliegt.

Das Etikett »psychisch krank«, das Gewalttätern fast reflexhaft angeheftet wird, dient nicht nur zur Erklärung von grausamen Verbrechen, sondern auch zur Entlastung der Gesellschaft. Sie verstößt den Täter aus ihrer Mitte und übergibt ihn und die Verantwortung für seine Tat an die Psychiatrie. Die Ausgrenzung geschieht per Ferndiagnose. Das Böse wird zur Krankheit deklariert und dadurch in Distanz gerückt – es betrifft uns nicht mehr. Überflüssig erscheint dann auch das Hinterfragen von gesellschaftlichen Missständen, die eventuell zur Persönlichkeitsentwicklung des Täters und damit letztlich zu seiner Tat beigetragen haben.

Dieses Denken, das umstandslos Gewalttat mit psychischer Störung assoziiert, befördert umgekehrt auch die Stigmatisierung von erkrankten Menschen. Welcher Betroffene möchte schon gern als potenzieller Täter angesehen werden, dem alles zuzutrauen ist? Im schlimmsten Fall hält die Angst, stigmatisiert zu werden, Erkrankte mit bestimmten, als »gefährlich« geltenden psychischen Störungen davon ab, sich behandeln zu lassen. Was wiederum das Risiko erhöht, dass es in Einzelfällen gerade deshalb zu einer Gewalttat kommt und damit zur Bestätigung des Vorurteils.

Germanwings-Flug 9525

Kaum ein anderer Fall befeuerte in der Öffentlichkeit die Diskussion um den Umgang mit psychisch Erkrankten so sehr wie der Absturz der Airbus-Maschine A320 in den französischen Alpen am 24. März 2015. Der Copilot Andreas Lubitz hatte das Flugzeug absichtlich gegen einen Berg gesteuert und dadurch 149 Menschen mit in den Tod gerissen. Schon kurz nach Bekanntwerden des schrecklichen Ereignisses drehte sich die Auseinandersetzung mit dem Absturz fast ausschließlich um Lubitz' psychischen Gesundheitszustand. Auf der Grundlage lückenhafter Informationen wurde nur wenige Tage nach dem Unglück die Diagnose »Depression« als Erklärung für das Handeln des Copiloten benannt.

In der Tat hatte Lubitz bereits 2009 seinen damaligen Arbeitgeber brieflich über eine »abgeklungene« depressive Episode informiert. Mehr war aber im März 2015 nicht bekannt. Doch hielt das viele Journalisten nicht davon ab, sich ihre Meinung über die Absturzursache zu bilden und ihre Spekulationen als Tatsachen auszugeben. Für sie stand fest: Ein Mensch mit einer Depression war zweifelsohne zu so einer Handlung imstande. Wieder war eine unfassbare Tat vorschnell mit einer psychischen Störung erklärt, waren psychisch erkrankte Menschen unter Generalverdacht gestellt worden.

Als damalige Präsidentin der DGPPN habe ich wenige Tage nach dem Absturz eine Stellungnahme veranlasst, die sich schützend vor die Betroffenen stellte und Aufklärung über depressive Störungen betrieb. Sie stellte klar, dass Gewalttaten bei Menschen mit einer solchen Erkrankung extrem selten sind. Das gilt auch für den erweiterten Suizid, bei dem der Selbsttötung die Tötung einer oder mehrerer anderer Personen, in der Regel aus dem engsten Umfeld, vorausgeht.

Erst nach und nach wurde mehr über Lubitz' Krankengeschichte bekannt. Aus Furcht, gelegentlich auftretende Sehstörungen könnten zu einer Berufsunfähigkeit oder gar zur Erblindung führen, war er bei über dreißig verschiedenen Augenärzten vorstellig geworden. Keiner von ihnen stellte eine ernsthafte Bedrohung der Sehkraft fest, einige aber diagnostizierten eine Angststörung mit hypochondrischen Elementen.

Lubitz hatte wegen seiner Angst und auf Druck der Eltern auch einen Psychiater aufgesucht, nur erfuhr der wiederum nichts von den vielen Konsultationen der Augenärzte. Kein Arzt wusste vom anderen und hatte daher auch keine Chance, hellhörig zu werden. In solchen Fällen könnte künftig eine elektronische Gesundheitskarte, die alle Arztbesuche speichert, gute Dienste leisten. Jedenfalls weitaus bessere als die von Politikern und Journalisten nach der Germanwings-Katastrophe ins Spiel gebrachte Lockerung, wenn nicht Aufhebung der ärztlichen Schweigepflicht. Für Menschen mit psychischen Erkrankungen, die in ihrem Beruf eine besondere Verantwortung für andere tragen, eben Piloten, aber auch Lokführer, Bus- oder Taxifahrer, sollten demnach andere Gesetze gelten als für den Rest der Bevölkerung.

Durch die Diskussion entstand der fatale Eindruck, Menschen mit psychischen Störungen stellten per se eine Gefahr für die Allgemeinheit dar, gegen die besondere Schutzmaßnahmen zu treffen seien. Auch hier positionierte sich die DGPPN mit einer weiteren Veröffentlichung eindeutig. Würde die ärztliche Schweigepflicht angetastet, käme das einer massiven Gefährdung des Arzt-Patienten-Verhältnisses gleich. Möglicherweise würden sich Betroffene unter Umständen gar nicht mehr in Behandlung begeben, weil sie fürchteten, die von ihnen mitgeteilten Gedanken, Phantasien und Erinnerungen könnten an Dritte weitergegeben werden. Aber um Erkrankten wirklich helfen zu können, sind wir nun mal auf das vertrauensvolle Gespräch mit ihnen angewiesen und damit auch auf das Grundrecht der ärztlichen Schweigepflicht, das dieses Vertrauen sichert.

Jeder Arzt kann, ja muss bereits jetzt tätig werden, erkennt er eine Selbstgefährdung des Patienten oder ein vom Patienten ausgehendes Risiko für das Wohlergehen anderer. Dafür wurde § 34 des Strafgesetzbuchs eingerichtet. Er rechtfertigt die Aufhebung der Schweigepflicht.

In all den Jahren meiner Tätigkeit als Psychiaterin habe ich das selbst nur einmal erlebt. Einer meiner Patienten teilte mir sehr deutlich mit, dass er beabsichtige, eine Frau zu töten, eine Prostituierte, von der er sich gedemütigt fühlte. Im Lauf des Gesprächs wurde mir klar, dass es der Mann ernst meinte. Er hatte alles bereits bis ins letzte Detail geplant. Ich musste die Drohung ernst nehmen und die Polizei verständigen. Gleichzeitig veranlasste ich die Unterbringung des Mannes auf einer geschützten Station unserer Klinik, wo er intensiv betreut wurde. Noch bevor die Beamten kamen, erklärte ich ihm den Grund meiner Entscheidung. Selbstverständlich wollte ich die Frau schützen. Aber ich wollte auch ihn vor einer Tat bewahren, die sein ganzes Leben zerstören würde. Der Patient wurde in den Maßregelvollzug verlegt und dort dann über viele Monate therapiert. Ich weiß nicht, wie es mit ihm weitergegangen ist, aber ich hätte es mit Sicherheit erfahren, wenn er nach seiner Entlassung zum Mörder geworden wäre.

Paradoxerweise setzte mein Außerkraftsetzen der Schweigepflicht gerade ihr sonstiges Funktionieren voraus. Ohne das auf meine Verschwiegenheit gründende Vertrauen des Patienten hätte er sich mir nämlich mit Sicherheit nicht offenbart. Das rettete möglicherweise einem Menschen das Leben.

Psychische Erkrankungen in den Medien

Eine »riskante Berichterstattung« bescheinigte eine Studie des Zentralinstituts für Seelische Gesundheit in Mannheim den deutschen Printmedien in ihren Artikeln zur Germanwings-Katastrophe. Kritisiert wurde vor allem die Fokussierung auf eine mögliche psychische Erkrankung des Copiloten, die fast durchgängig als Ursache für den Absturz des Airbus benannt wurde. Doch selbst heute, drei Jahre später, lässt sich dieser Zusammenhang noch nicht zweifelsfrei herstellen. Dass es 2015 schon kurz nach dem Absturz geschah, hat sicherlich nicht gerade geholfen, psychische Erkrankungen zu entstigmatisieren.

Beim Thema Suizid folgen die meisten Medien den Ratschlägen der Deutschen Gesellschaft für Suizidprävention (DGS). Sie lassen in ihrer Berichterstattung eine große Zurückhaltung walten, um keine Nachahmungstaten zu provozieren, und sprechen jeweils am Ende der Artikel Betroffene direkt an. Bei psychischen Erkrankungen existiert jedoch noch keine entsprechende Agenda. Hier konzentrieren sich noch immer zu viele Beiträge ausschließlich auf negative Aspekte wie Gewalt und Verbrechen.

Deshalb hat das Aktionsbündnis Seelische Gesundheit unter der Überschrift »Fair Media – für die Menschen gegen Ausgrenzung« einige Empfehlungen für Journalisten zusammengestellt. Sie sollen zu einer differenzierteren Berichterstattung über Menschen mit psychischen Erkrankungen anregen. Vielleicht sorgt das beim Leser für etwas weniger Nervenkitzel als gewohnt, aber das muss ja nichts

Schlechtes sein. Wenn Artikel und Berichte anschaulich vermitteln, was es wirklich heißt, mit einer solchen Störung zu leben, kann das zur Sensibilisierung der Öffentlichkeit beitragen. Und für die Betroffenen und ihre Angehörigen kann es einen Schritt aus dem Dunkel bedeuten, hin zu einem Wahrgenommenwerden jenseits von Vorurteil und Dämonisierung. Aus demselben Grund prämiert die DGPPN auch jedes Jahr Artikel, Rundfunkfeatures und Fernsehfilme, die einen neuen Blick auf Menschen mit psychischen Erkrankungen erlauben.

Es wäre schön, wenn wir auch einmal einen Fernsehkrimi auszeichnen könnten. Schon einige Male saß ich vor dem Fernseher und konnte nur den Kopf schütteln, weil wieder einmal ein »Verrückter« als Täter, der Schlimmes angerichtet hatte, überführt wurde. Mit mir sahen diesen Krimi gerade sicher weit über zehn Millionen Menschen. Wie viele von ihnen würden sich, wenn der Abspann lief, in ihren Vorurteilen bestätigt fühlen? Ich wollte gar nicht wissen, wer von ihnen schon vom Anfang des Films an dem psychisch auffälligen Sonderling, dem »Psychopathen« die Morde zugetraut hatte. Das Drehbuch hatte ihre Erwartung ja auch nicht enttäuscht. Die Lust am Horror, die das personifizierte Böse auslöste, musste schließlich befriedigt werden. Da passte ein nicht ganz zurechnungsfähiger Täter wunderbar ins Konzept.

Vielleicht sollte der alte Spruch »Der Mörder ist immer der Gärtner« umgetextet werden. Vielleicht wäre »Der Mörder ist immer der psychisch Gestörte« passender, zumindest im Hauptabendprogramm. Im April 2014 nahm ich an einem Workshop teil, der sich mit der Darstellung psychisch kranker Menschen in Film und Fernsehen befasste. Dabei präsentierte eine Dramaturgin die Ergebnisse einer interessanten Untersuchung. Sie hatte sich die Mühe gemacht und Kriminalfilme in großer Zahl gesichtet. In zwei Dutzend Fällen war sie fündig geworden. In diesen Filmen wurden Menschen mit psychischen Erkrankungen dargestellt. Und tatsächlich: In der Hälfte der Fälle wurden genau die am Ende als Täter abgeführt. Das deckte sich mit den Eindrücken, die ich selbst beim sporadischen Zuschauen gewonnen hatte.

Man könnte das mit einem Achselzucken abtun. Es sind ja nur Filme. Moderne Märchen, die man nicht ernst nehmen muss, ein kleines bisschen Horrorshow, Ablenkung vom stressigen Arbeitstag. Aber noch mehr als Wörter haben Bilder die Macht, Vorstellungen zu steuern, Denkmuster zu prägen und auf diese Weise Vorurteile zu verstärken. Der infolge seiner Krankheit mordende Täter – das ist es, was beim Zuschauer hängenbleibt, wenn im Film die Handschellen klicken.

Amok und Terror

Als Psychiaterin muss man aufpassen. Man darf sich in Zeiten, in denen einfache Antworten gefragt sind, nicht instrumentalisieren lassen. Wenn ich merke, dass mir in einem Interview die Rolle der Weltdeuterin zugedacht ist, blocke ich ab. Nach einem Amoklauf oder einem Terroranschlag passiert es immer wieder, dass man von mir erwartet, ich solle das Geschehen mit einer psychischen Störung des Täters erklären. Zwei, drei Sätze, die beruhigen, weil sie von weiterem Nachdenken entlasten. Kranker Täter begeht kranke Tat, fertig. Nichts, was die »gesunde Welt« wirklich beunruhigen müsste.

Aber sozial abweichendes und unerwünschtes Verhalten, und sei es noch so erschreckend und grausam, ist keine psychische Erkrankung. Alle sind gefordert, sich damit auseinanderzusetzen, nicht nur die Psychiatrie. Wir können nur Hinweise geben und unsere Erfahrung dazu nutzen, bestimmte, immer wiederkehrende Persönlichkeitsmerkmale von Amokläufern oder radikalisierten Gewalttätern aufzuzeigen.

Meist sind es junge, eher stille, ein wenig misstrauische Männer. Sie haben Kontaktschwierigkeiten, es fällt ihnen schwer, Freunde zu finden. Sie sind die Außenseiter in der Klasse oder im Betrieb. Darunter leidet ihr Selbstwertgefühl. Sie reagieren mit Rückzug, aber das Gefühl, gedemütigt, ausgegrenzt, gemieden zu werden, verschwindet nicht, sondern wird nur stärker. Diese Entwicklung kann über mehrere Jahre verlaufen. Langsam wächst die Wut. Sie schmieden Rachepläne und träumen davon, es allen heimzuzahlen. Im Computerspiel besitzen sie schon die Allmacht, aber das reicht nicht. Einmal, ein einziges Mal, wollen sie die so lange hingenommene Kränkung vergelten und der gefürchtete Held sein, über den alle sprechen. Sie bereiten ihren großen Auftritt vor, von dem sie wissen, dass es ihr einziger bleiben wird. Die Aufmerksamkeit der Medien kalkulieren sie dabei schon ein. Sie wissen, dass ihre Tat durch die Presse gehen wird, und stellen sich mit selbstverfassten Manifesten oder selbstgedrehten Videobotschaften darauf ein. Daraus ziehen sie ihren narzisstischen Gewinn.

Keine psychische Krankheit also, sondern die Kombination aus einer schwierigen Persönlichkeitsentwicklung und einem ganz bestimmten Erleben der Umwelt. Auch auf radikalisierte Gewalttäter trifft das oft zu. Junge Männer, die noch kein Über-Ich ausgebildet, keine Werte verinnerlicht haben und sich aus der Gesellschaft herausgemobbt fühlen. Auf ihrer Suche nach Bestätigung landen sie bei einer Ideologie, die ihnen aus ihrer Selbstwertkrise helfen soll. Sie schließen sich, ob rein imaginär oder tatsächlich, einer Gruppe an, die ein Gefühl von Stärke verleiht und Sinn verspricht. Es gibt nur noch: wir oder die. Wer nicht zur Gruppe gehört, wird entwertet. Er gehört zu den Bösen, den Ungläubigen, zu denjenigen, die kein Recht haben zu leben. Wer sich radikalisiert, fühlt sich nicht mehr länger als Opfer, sondern kann endlich selbst Täter sein. Er kann die eigene Demütigung abarbeiten, indem er sich zum Herrn über Leben und Tod aufschwingt. Mein Gott ist grandios, mein Glaube ist grandios, und damit bin ich es endlich auch. Die Selbstidealisierung gipfelt in der Bereitschaft, im Namen des Glaubens zu töten und danach selbst zu sterben.

Der Fall Ahmad A.

Wie sehr die Grenzen zwischen Terrorakt und Amoklauf verschwimmen können, zeigt der Fall des Palästinensers Ahmad A. Ein abgelehnter Asylbewerber, der im Sommer 2017 in einem Hamburger Supermarkt ein Messer zieht, »Allahu Akbar« brüllt und wahllos auf Kunden und, später auf der Straße, auf Passanten einsticht. Ein Mann stirbt, viele weitere Menschen werden verletzt. Bei seiner Vernehmung wird A. später angeben, ein »Terrorist« zu sein, der als »Märtyrer« sterben und dabei, so formuliert es die Staatsanwaltschaft, »möglichst viele deutsche Staatsangehörige christlichen Glaubens töten« wollte. A. hat wohl als Einzeltäter gehandelt. Eine Verbindung zum IS lässt sich nicht nachweisen, die Terrororganisation reklamiert die Tat auch nicht für sich.

Ahmad A. hatte, bevor er nach Deutschland kam, bereits eine lange Odyssee durch Europa hinter sich. Er hatte sein Glück in Spanien und Schweden versucht und dann in Norwegen Asyl beantragt, ohne Erfolg. Auch in Deutschland drohte ihm die Abschiebung. Zehn Jahre ohne Job, ohne Ausweis, ohne positives Feedback. Ein gescheiterter Lebensentwurf, den aufzufangen vielleicht Ziel der Selbstradikalisierung gewesen ist. Terror als Rache für das allumfassende Gefühl, nicht gewollt und nicht gebraucht zu werden.

Aber nicht auf A.s Persönlichkeitsentwicklung verwies ich, als der *Spiegel* mich zu dem Fall interviewte, sondern auf die mangelhafte Versorgung psychisch labiler Flüchtlinge in Deutschland. Es bleibt Spekulation, ob eine Begutachtung und eventuell auch Betreuung von Ahmad A. die schreckliche Gewalttat im Hamburger Supermarkt verhindert hätte. Beides aber von vornherein gar nicht erst zu versuchen, war mit Sicherheit das Schlechteste, was man tun konnte.

Traumatisierungen bei Flüchtlingen

Über eine Million Menschen haben sich 2015 in Deutschland als Flüchtlinge registrieren lassen, siebzig Prozent von ihnen waren Männer, die meisten noch nicht dreißig Jahre alt. Sie waren aus Ländern wie Syrien, Afghanistan, Irak, Albanien, Serbien, Marokko oder Tunesien aufgebrochen. Sie kamen allein oder in der Gruppe, waren vor Krieg und Terror geflohen oder weil sie sich ein wirtschaftlich besseres Leben erhofften. Viele von ihnen hatten Angehörige verloren, die Zerstörung ihrer Städte und ihrer Lebensgrundlagen erlebt, waren gefangen genommen und gefoltert worden. Auf der Flucht hatte sich der Schrecken fortgesetzt. Hinter ihnen lagen Wochen der körperlichen Belastung und der Ausgesetztheit im Ungewissen.

Derartige traumatische Erfahrungen erzeugen chronischen Stress, der wiederum die Anfälligkeit für psychische Störungen erhöht. Nicht bei allen Flüchtlingen reduzieren sich jedoch die Stresssymptome nach der Ankunft am Zielort. Je länger ein Asylverfahren dauert, desto stärker nimmt das Risiko der Flüchtlinge zu, psychisch zu erkranken. Faktoren wie das Leben in überfüllten Unterkünften, die Verständigungsprobleme, die fehlende Möglichkeit zu arbeiten und der ungeklärte Bleibestatus können zu Depressionen, Angststörungen oder Suchterkrankungen führen. Zusätzlich geht man bei Flüchtlingen und Asylbewerbern von einer um das Zehnfache erhöhten Zahl an posttraumatischen Belastungsstörungen aus. Das heißt, die Betroffenen erleben den zurückliegenden Schrecken immer wieder in Form von Albträumen oder höchst bedrängenden Erinnerungen, die für regelrechte Aussetzer im Alltag sorgen.

Insgesamt müssen wir uns auf Menschen einstellen, die chronischem Stress ausgesetzt waren oder noch sind und die vielleicht sofort, vielleicht aber auch erst in der Zukunft psychische Störungen entwickeln. Doch nur, wenn diese möglichst rechtzeitig erkannt und auch behandelt werden, besteht die Chance auf eine wirkliche Integration der Betroffenen. Leider werden Flüchtlinge zwar nach ihrer Ankunft körperlich untersucht, nach ihrer psychischen Gesundheit, etwa nach möglichen Erkrankungen im Heimatland, fragt sie jedoch keiner. Ein großes Versäumnis, das verheerende Folgen haben kann.

Ein weiteres ist sicher das mangelnde Wissen über psychische Störungen. Den Mitarbeitern in den Einrichtungen fehlt es an dringend benötigten Grundkenntnissen. Nur wer beispielsweise die Symptome einer Depression im Kopf hat, kann auch angemessen reagieren, wenn jemand unter Schlafstörungen leidet, ständig gereizt ist oder sich zunehmend aggressiv verhält. Durch eine entsprechende Weiterbildung der Betreuer in den Unterkünften könnte der labile psychische Gesundheitszustand mancher Flüchtlinge schneller erkannt werden. Der nächste Schritt wäre dann die Vermittlung eines Termins beim Facharzt, der über das weitere Vorgehen entscheidet.

Nicht jeder Betroffene braucht eine psychiatrische Behandlung oder eine psychologische Betreuung. Nicht jede Hilfe muss teuer sein. Manchmal reichen auch Gespräche mit geschulten Laienkräften, die Flüchtlingen das Gefühl geben, endlich wahrgenommen zu werden. Man nennt das *peer counseling*. Berater und Hilfesuchender teilen einen ähnlichen Erfahrungshintergrund, etwa die Herkunft aus demselben Land. Das erleichtert das Mitteilen von traumatischen Erlebnissen und auch das Akzeptieren von Hilfsangeboten.

Interkulturelle Kompetenz

Im Bezirk Berlin-Pankow, zu dem das Alexianer St. Joseph-Krankenhaus gehört, lebten 2016 fünftausend Flüchtlinge. Von ihnen nahmen wir achtzig als Akutpatienten bei uns auf. 2017 erreichten wir diese Zahl schon im Sommer. Der Hilfebedarf nimmt also zu. Zumal wir nur die wirklichen Krisenpatienten zu Gesicht bekommen, also diejenigen, deren Zustand sich über Wochen kontinuierlich verschlechtert hat und die man eigentlich viel früher zu uns hätte schicken müssen – nicht erst, nachdem eine Sozialarbeiterin mit dem Messer bedroht wurde, Mitbewohner angegriffen wurden oder ein Suizidversuch erfolgt ist.

Eine wichtige, wenn nicht die wichtigste Voraussetzung für eine erfolgreiche psychiatrische Behandlung von

Flüchtlingen ist die sprachliche Verständigung. Für sie braucht es mehr als nur das reine Verstehen von Wortsinn und Grammatik. Insbesondere bei der Psychotherapie geht es immer auch um Nuancen, Zwischentöne, Nebenbedeutungen. Um sie zu verstehen, bedarf es einer hohen Sensibilität und einer genauen Kenntnis kultureller Unterschiede und Eigenheiten. Derart ausgebildete Dolmetscher gibt es wenige, in Berlin fast nur in der Institutsambulanz der Charité oder in wenigen spezialisierten Behandlungszentren. Dorthin schicken wir Patienten, für die uns eine Psychotherapie angezeigt erscheint. So eine Therapie muss man sich wie ein äußerst komplexes Dreiecksgespräch vorstellen. Patient, Therapeut und Dolmetscher sitzen gemeinsam am Tisch. Die Therapie wird quasi über Eck geführt, und Phänomene wie Übertragung und Gegenübertragung beziehen auch die vermittelnde Person des Dolmetschers ein, der sich somit mittendrin im therapeutischen Prozess befindet.

Kategorien wie »Krankheit«, »Gesundheit« oder »Heilung« gehorchen immer kulturellen Konventionen. Sie verweisen auf tief verwurzelte Vorstellungen vom Menschen und seinem Dasein in der Welt. Jede Diagnose und jeder Behandlungsvorschlag hat das zu berücksichtigen. Unsere europäische Sicht auf die Wirklichkeit ist genauso wenig objektiv wie die arabische oder die afrikanische. Auch wir haben unsere blinden Flecken, und wir sollten das nie vergessen, wenn wir mit Patienten aus anderen Kulturkreisen in Kontakt treten.

So kommt es bei Menschen aus dem arabischen Raum eher selten vor, dass sie sagen: Ich bin depressiv. Sie verweisen stattdessen auf körperliche Symptome und erhoffen sich die Lösung ihrer Probleme von einer Kernspin-Untersuchung, die dann aber, für den Arzt erwartungsgemäß, keinen Befund liefert. Daraufhin wird er zu einer ausführlichen Erklärung der biochemischen Prozesse im Gehirn ansetzen, das Fehlen der Botenstoffe erläutern und geeignete Medikamente verschreiben. Er antwortet auf eine vermeintlich körperliche Krankheit mit einer für körperliche Krankheiten typischen Art der Behandlung, denn er weiß, dass die Verordnung einer Psychotherapie von den Betroffenen kaum akzeptiert würde. Dem Arzt kommt damit eher eine autoritäre Rolle zu, und es wird auch von ihm erwartet, dass er mehr als Respektsperson denn als Partner des Patienten auftritt. Behandeln statt verhandeln.

Gelernt habe ich das schon sehr früh, während meiner Zeit im Ruhrgebiet Ende der 1980er-Jahre. In der Klinik, bei der ich angestellt war, arbeitete auch ein türkischer Oberarzt, dessen Behandlungsmethoden von Landsleuten mir nachdrücklich in Erinnerung geblieben sind. Erkrankte eine türkische Frau aus der ersten Gastarbeitergeneration an einer depressiven Störung, die einen Klinikaufenthalt unumgänglich machte, wurde sie von der ganzen Familie ins Krankenhaus begleitet, regelmäßig besucht und mit besonderem Essen versorgt. Im Zimmer wurde auch gemeinsam gebetet. Morgens erhielt die Patientin von der Pflegekraft eine Infusion, dann kam der türkische Oberarzt, der als Autorität wahrgenommen und respektiert wurde, und legte der Frau im Beisein der Familie beruhigend die Hand auf die Schulter. Die Assistenzärzte und die Ergotherapeuten sahen ratlos dabei zu. Die Patientin musste doch aufstehen! Sie musste doch die Morgengymnastik und alle Therapien mitmachen! Aber das machte sie eben nicht. Sie blieb im Bett. Nach drei Wochen waren ihre Beschwerden verschwunden. Sie hatte eine körperliche Vorstellung von ihrer depressiven Störung und sprach deshalb auf die körperliche Behandlung und Zuwendung an. Das zeigte mir nachdrücklich, wie unterschiedlich Krankheitskonzepte und Heilungsmethoden ausfallen können. Immer sind sie abhängig von den Konventionen, die ihnen zugrunde liegen; Konventionen der Gesellschaft, aber auch der Religion.

Mit den Zuwanderern erreicht uns manchmal auch ein unseren Vorstellungen diametral entgegengesetzter Umgang zwischen Mann und Frau. Ich erinnere mich an eine junge türkische Patientin, die wegen starker Suizidgedanken zu uns in die Klinik gekommen war. Sie stand kurz vor dem Abitur und hatte auch schon Pläne für die Zukunft geschmiedet. Sie wollte studieren. Und sie wollte mit dem deutschen Jungen, in den sie sich verliebt hatte, zusammenleben, und nicht, wie es vorgesehen war, mit einem türkischen Mann verheiratet werden. Der Konflikt mit dem Elternhaus hatte sie in große Verzweiflung gestürzt.

Jeder deutschen Patientin in ihrer Lage hätte ich zur Emanzipation geraten, zur Loslösung vom Elternhaus. Anschließend hätte ich versucht, ihr Selbstwertgefühl mithilfe einer Psychotherapie zu stärken. Aber bei der jungen türkischen Frau würde ich dadurch den Konflikt mit der Familie nur verstärken und so meiner Patientin letztlich schaden. Ich war hin- und hergerissen.

An einem Samstag, ich hatte Dienst, kam der Vater in die Klinik, zwei Söhne begleiteten ihn. Er schrie: Ich hole meine Tochter ab, meine Tochter gehört mir! Auch hier musste ich wieder abwägen. Einem Deutschen hätte ich ganz klar zu verstehen gegeben: Das geht nicht. Ihre Tochter ist volljährig, sie bleibt hier. Ich rufe jetzt die Polizei, und Sie bekommen Hausverbot. Aber ich wollte die Situation nicht auf Kosten meiner Patientin eskalieren lassen. Also sprach ich mit ihr und fragte sie, was wir tun sollten. Ich merkte, dass sie große Angst hatte, sich gegen ihre ganze Familie zu stellen. Daher ließ ich sie ziehen.

Ich habe andere Bilder vom Umgang zwischen Mann und Frau verinnerlicht als diese junge Türkin oder als eine Patientin, die in Vollverschleierung zu mir kommt, bei deren körperlicher Untersuchung der Mann im Zimmer bleibt und deren Mimik ich an ihren Augen ablesen muss. Ich weiß, dass ich mich nur stabil halten kann, wenn ich selbstbestimmt lebe. Aber genauso weiß ich auch, dass gerade das diese Patientin vermutlich krank machen würde. Auf solche verinnerlichten Bilder und Werte, meine eigenen und die fremden, muss ich als Psychiaterin immer achten, wenn ich versuchen will, meinen Patienten zu helfen.

Kapitel 6
Die Welt der Klinik

Psychiatrie früher

1983 kam ich zum ersten Mal mit der Psychiatrie in Berührung. Um Geld zu verdienen, übernahm ich als Medizinstudentin Nachtwachen in der Uniklinik Lübeck. Noch war es in den Krankenhäusern üblich, die Patienten in großen, schlafsaalähnlichen Zimmern unterzubringen. In den somatischen Abteilungen wurde das eher mit Humor genommen. Kam ich bei meinen nächtlichen Rundgängen in die Chirurgie, ging es dort zu wie im Schullandheim. Da lagen sechs junge Männer und spielten vergnügt Karten, jeder von ihnen hatte ein anderes Körperteil eingegipst bekommen.

In den psychiatrischen Abteilungen bot sich ein deutlich bedrückenderes Bild. In manchen Zimmern waren bis zu zwölf Patienten untergebracht, darunter auch schwerstkranke. Paravents zwischen den Betten sollten für zumindest ein wenig Intimsphäre sorgen, doch das klappte nicht. Jeder bekam vom anderen alles mit: Husten, Schnarchen, Murmeln, des Öfteren auch Schreien. Da war kein Raum, um wirklich zur Ruhe kommen zu können. Man kam sich vor wie im Wartesaal der Psychiatrie.

Am meisten wühlte mich eine Patientin auf, die an katatoner Schizophrenie litt, einem Krankheitsbild, das ich später nur noch ganz selten gesehen habe. Diese Form der Schizophrenie führt neben den psychischen Symptomen auch zu einem Starrwerden der Muskeln. Zusätzlich können die Patienten hohes Fieber entwickeln und vermögen nach einer Weile kaum noch zu sprechen. Ich sehe die recht junge Frau noch vor mir, vom Fieber aufgewühlt, unfähig, sich mitzuteilen. Unter summenden Lampen, die ihr unbarmherziges Licht auf die trostlose Szenerie warfen, legte ich ihr Wadenwickel an und versuchte, sie ein wenig zu beruhigen. Um uns herum rangen elf andere Patienten mit ihrer Depression, ihrer Psychose, ihrer Angst, während die Nacht nicht vergehen wollte.

Vor der Psychiatriereform

»Die Zeit zu grundlegenden Reformen unserer psychiatrischen Institutionen ist überreif«, schrieb der Autor Frank Fischer Ende der 1960er-Jahre in einem Artikel für die *Zeit* und später auch in einem vielbeachteten Buch mit dem Titel *Irrenhäuser – Kranke klagen an*. Weit entfernt von jedem Sensationsjournalismus, aber auch von nüchterner Wissenschaftsprosa bot das Buch den Lesern Einblicke in eine für gewöhnlich sorgsam vor der Öffentlichkeit abgeschottete Welt. Weil Fischer in verschiedenen Kliniken als Hilfspfleger gearbeitet hatte, konnte er aus eigener Anschauung erzählen. Er griff auf einen Begriff des amerikanischen Soziologen Erving Goffman zurück und bezeichnete die

Psychiatrien als »totale Institutionen«, also als »Aufenthaltsorte, an denen eine größere Anzahl von Personen in gleicher Situation, von der Gesellschaft für eine beträchtliche Zeit abgeschnitten, miteinander ein eingeschlossenes, formal verwaltetes Leben führt«. Ein Leben, das zu dieser Zeit nicht anders als desolat zu nennen war.

Die klinische Behandlung psychisch Erkrankter fand in großen, meist auf dem Land gelegenen Kliniken statt, ohne jede urbane Anbindung. Die ursprünglich einleuchtende Idee, den Patienten dadurch eine ruhige und reizabgeschirmte Atmosphäre abseits des krankmachenden Umfelds zu ermöglichen, hatte sich längst in ihr Gegenteil verkehrt. Aus Schutz war Ausgrenzung geworden, aus Ruhe nichts als Isolation. Um in die Klinik zu gelangen, mussten die Betroffenen teilweise große Strecken zurücklegen. Jeder Kilometer brachte sie weiter weg von ihrem Heimatort und ihren Angehörigen, deren Besuch aufgrund der Entfernung fast ausgeschlossen war.

Nicht selten waren tausend und mehr Menschen in einer Klinik untergebracht. Auf den überfüllten Stationen gab es Zimmer, die sich bis zu zwanzig Patienten teilen mussten. Ein Privatleben fand nicht statt. Dazu kamen in den veralteten Gebäuden katastrophale hygienische Bedingungen. Es gab viel zu wenig ausgebildetes Personal, die meisten Stationen mussten geschlossen geführt werden. Die Versorgung glich mehr einem Verwahren als einem wirklichen Behandeln. Psychotherapie wurde praktisch überhaupt nicht angeboten. Auffällige Patienten wurden über Stunden fixiert, manchmal die ganze Nacht hindurch. Die Tage verliefen in elender Gleichförmigkeit, Verweildauern von mehreren Jahren waren eher die Regel als die Ausnahme.

Frank Fischers Buch trug dazu bei, die Aufmerksamkeit auf die unhaltbaren Zustände in den deutschen Psychiatrien zu lenken. Aber es war nur ein Anstoß von vielen. Während der später unter der Chiffre »1968« zusammengefassten Emanzipationsbewegungen kam es zu einer grundsätzlichen Hinterfragung gesellschaftlicher Institutionen. Eine Gruppe junger, reformwilliger Psychiater machte sich nicht nur daran, die Situation in den Kliniken einer kritischen Bestandsaufnahme zu unterziehen. Sie wandten sich auch der jüngsten Vergangenheit ihres Faches zu.

In den Jahren des Nationalsozialismus war die Isolierung psychisch Erkrankter Voraussetzung dafür gewesen, sie unter Berufung auf die »Rassenhygiene« systematisch foltern und töten zu können. Bis zu 400 000 Patienten waren nach Erlass des »Gesetzes zur Verhütung erbkranken Nachwuchses« zwangssterilisiert worden, und im Zuge der »Aktion T4« war es zur Ermordung von mindestens 70 000 Menschen mit körperlichen und seelischen Einschränkungen gekommen. Nicht wenige Ärzte, die sich damals an diesen abscheulichen Verbrechen beteiligt hatten, waren Jahrzehnte später wieder oder immer noch in Amt und Würden. Eine wirkliche Aufarbeitung der zurückliegenden Gräueltaten hatte nicht stattgefunden. Zusätzlich hatte die Ermordung oder Vertreibung vieler Psychiater jüdischen Glaubens während der Hitler-Diktatur das Fach geschwächt. Die menschenunwürdigen Verhältnisse in den Kliniken zeugten vom Stillstand, der die Psychiatrie erfasst hatte. Es musste etwas geschehen.

Die Psychiatriereform

Ohne Walter Picard wäre das wohl nicht gelungen. Picard, ein Bundestagsabgeordneter der damals oppositionellen CDU, hatte genauen Einblick in die Situation der psychiatrischen Kliniken in seinem Landesverband Hessen erhalten. Zusammen mit einigen engagierten Ärzten wie dem Psychiater Caspar Kulenkampff schaffte er es 1971, die Bundesregierung zu einem historischen Beschluss zu veranlassen: Eine Enquête-Kommission sollte den Ist-Stand in der psychiatrischen Versorgung analysieren und anschließend Vorschläge zu einer grundlegenden Reform entwickeln. 1975 lag der Abschlussbericht vor, und in der Folge wurden zweihundert Millionen Mark aus dem Bundeshaushalt bereitgestellt, um die Empfehlungen der Kommission Realität werden zu lassen. Die Defizite in der Versorgung, deren letzte Ausläufer ich während meiner Nachtwachen-Zeit in Lübeck noch hautnah mitbekommen habe, sollten beseitigt werden.

Es klappte. Die Bundesrepublik schaffte endlich das, was andere Länder schon länger in die Tat umgesetzt hatten, allen voran die USA und Großbritannien. Aber auch die DDR hatte sich bereits 1963 in den »Rodewischer Thesen« mit einer Psychiatriereform befasst.

In den Jahren nach 1975 wurden in Westdeutschland zahlreiche Großkrankenhäuser entweder ganz geschlossen oder nach ihrer Modernisierung deutlich verkleinert. Zusätzlich entstanden psychiatrische Abteilungen an Allgemeinkrankenhäusern. Die Parole lautete: Psychisch und körperlich Erkrankte sollten eine Klinik durch dieselbe Tür betreten können. Die gemeindenahe Unterbringung, die ein Psychiater wie Wilhelm Griesinger schon 1868 gefordert hatte, wurde ein Thema. Angestrebt wurde die Behandlung des Patienten im vertrauten, auch für die Angehörigen gut zu erreichenden Umfeld. Parallel dazu wurden die Langzeitpatienten, die sich noch auf den Klinikgeländen befanden, enthospitalisiert und in Einrichtungen betreuten Wohnens untergebracht.

Durch die Eröffnung von Tageskliniken und den Ausbau der ambulanten Versorgung verkürzten sich die Verweildauern auf den Stationen. Eine wichtige Rolle kam dabei auch den neu eingerichteten Institutsambulanzen zu. In ihnen steht noch heute ein ganzes Team aus Ärzten, Psychologen, Ergotherapeuten und Pflegekräften bereit, das chronisch Kranke intensiv betreut, den stationären Aufenthalt von Patienten nachbehandelt oder dafür sorgt, dass ein solcher Aufenthalt erst gar nicht notwendig wird.

Diese Maßnahmen ergänzte Ende der 1980er-Jahre eine Reform der Personalverordnung. Die Kliniken durften und mussten mehr Menschen aus allen Berufsgruppen einstellen. Plötzlich arbeiteten drei Ärzte auf der Station und nicht nur einer. Plötzlich gab es deutlich mehr Pflegepersonal, und auch die Anzahl der Psycho- und Ergotherapeuten sowie der involvierten Sozialarbeiter hatte sich erhöht. Auf einmal lohnte es sich, Konzepte zu entwickeln, denn nun gab es das Personal dazu, sie auch wirklich umzusetzen. So konnten wir den Patienten erstmals ein multidisziplinäres, auf ihre jeweils spezifische Störung zugeschnittenes Therapieangebot ermöglichen.

Eine andere Beziehung zum Patienten

Die klassische Psychiatrie war bis in die 1980er-Jahre hinein psychopathologisch orientiert. Krankheitserscheinungen sollten so differenziert wie möglich erfragt und anschließend in kunstfertiger Sprache beschrieben werden. Wie ist der Patient orientiert? Weist er wahnhafte Züge auf? Gibt es Ich-Störungen? Hört er Stimmen? Aus dem psychopathologischen Befund wurde dann die Diagnose abgeleitet. Der Patient war dabei mehr Objekt als Subjekt, und die Entfernung zwischen ihm und dem Arzt beträchtlich. Die Autorität des weißen Kittels galt.

Lange Zeit führte die Psychotherapie innerhalb der Psychiatrie, die sich bei der Diagnostik vor allem mit Psychopathologie und bei der Behandlung vorwiegend mit Medikamenten befasste, ein randständiges Dasein. Auch als ich meine Ausbildung in Psychotherapie begann, wurde das noch eher gleichgültig bis geringschätzig kommentiert: Na ja, gut, kann man machen. Diese Haltung hat letztlich dazu geführt, dass sich Ärzte, die sich auf Psychotherapie spezialisierten, einen eigenen Facharzttitel forderten. Bis zum Deutschen Ärztetag 1992 existierte nämlich nur die Möglichkeit, Psychiater mit dem Zusatztitel Psychotherapie zu werden, danach aber war es beschlossene Sache: Fortan sollte es einen eigenen Facharzt für Psychosomatik und Psychotherapie geben.

Das wollten die Psychiater nicht auf sich sitzen lassen. Ganz ohne Psychotherapie mochten sie schließlich auch nicht auskommen. Deshalb reformierten auch sie ihre Weiterbildungsinhalte und integrierten die Psychotherapie in ihr Fachgebiet. Konsequenterweise änderte sich auch der Facharzttitel. Er hieß von nun an Facharzt für Psychiatrie und Psychotherapie.

Die deutsche Lösung mit gleich zwei Facharzttiteln sucht weltweit ihresgleichen. Alle anderen Länder haben es nicht so kompliziert gemacht und die Psychotherapie und Psychosomatik in die Psychiatrie integriert. Nur bei uns gibt es dieses Zwei-Strang-System. Auf die deutschen Kliniken bezogen bedeutet das: 55 000 psychiatrische und 10 000 psychosomatische Betten. Nähme man die Psychosomatik beim Wort, würde man erwarten, dass die Betten dort nur mit Patienten belegt würden, die zwar unter körperlichen Beschwerden leiden, für die jedoch kein gravierender körperlicher Befund erstellt werden kann, weil psychische Probleme die Ursache sind. Oder mit Patienten, die unter einer schweren beziehungsweise chronischen körperlichen Erkrankung leiden, also beispielsweise einer Tumorerkrankung, in deren Folge es zu psychischen Störungen kommt. Aber in den meisten psychosomatischen Kliniken werden genauso auch Patienten mit einer Depression oder einer Angststörung behandelt. Das lässt die Trennung ein wenig willkürlich erscheinen und macht es fast zu einem Zufall, wo man als Depressionspatient letztendlich landet.

Ob Facharzt für Psychosomatik und Psychotherapie oder Facharzt für Psychiatrie und Psychotherapie – seit 1992 wurde Psychotherapie für jeden zum verbindlichen Bestandteil der Weiterbildung. Das veränderte auch das Verhältnis von Arzt und Patient nachhaltig. Vorbei waren die Zeiten der Subjekt-Objekt-Beziehung. Das paternalistische Prinzip – der für den Patienten verantwortliche Arzt, der alle Behandlungsentscheidungen allein trifft – hatte wie auch überall sonst in der Gesellschaft ausgedient. Nun ging es um Mit- und Selbstbestimmung und eine gemeinsame Entscheidungsfindung; um ein partnerschaftliches Miteinander zweier Subjekte, die zwar unterschiedliche Rollen innehaben, einander aber doch auf Augenhöhe begegnen. Verhandeln statt behandeln.

Das Ernstnehmen der von einer psychischen Störung Betroffenen zeigt sich seitdem in vielerlei Hinsicht. Längst werden sie als Experten für ihre Krankheit anerkannt, die den Medizinern und Therapeuten wichtige Erkenntnisse liefern können. Es ist zum Glück ganz selbstverständlich geworden, dass Betroffene, aber auch Angehörige bei Versorgungsfragen mit einbezogen werden, an Anhörungen teilnehmen, dabei mithelfen, Qualitätskriterien zu entwickeln oder bei öffentlichen Veranstaltungen in eigener Sache sprechen und so zur Entstigmatisierung von psychischen Erkrankungen beitragen. Zudem stehen Menschen mit Psychiatrieerfahrung als ausgebildete Peer-Berater Patienten in Kliniken oder ambulanten Einrichtungen mit Rat und Tat zur Seite, wissen sie doch am allerbesten, wie sich ein Aufenthalt in der Psychiatrie anfühlt und welche Bedenken und Ängste er für den Einzelnen mit sich bringen kann.

Alltag in der Klinik

Es gibt verschiedene Gründe, warum jemand als Patient mit einer depressiven Störung in die psychiatrische Klinik kommt. Manche Menschen suchen den Weg ganz allein zu uns, weil ihre Beschwerden sich so verschlimmert haben, dass sie es nicht mehr schaffen, auf den vereinbarten Termin beim Facharzt zu warten. Andere werden vom Hausarzt oder vom Psychiater zu uns überwiesen, weil eine ambulante Behandlung mit Medikamenten oder mit Psychotherapie auch nach Wochen noch nicht für eine Besserung gesorgt hat. Im Gegenteil, die Antriebslosigkeit und die Schlafstörungen sind noch stärker geworden, und auch die Suizidgedanken haben an Intensität zugenommen.

Wir können nicht jeden bei uns aufnehmen, sondern müssen immer prüfen, ob wirklich die Indikation für eine stationäre Behandlung vorliegt. Das verlangen die Krankenkassen mit Recht. Eine Betreuung in der Institutsambulanz oder auch ein Aufenthalt in der Tagesklinik können manchmal die geeignetere Alternative sein. Erkennen wir jedoch die Notwendigkeit, jemanden stationär zu behandeln, beginnen wir bereits in der Akutaufnahme, der ersten Anlaufstelle für alle Neueintreffenden, mit der Befunderhebung. Dann muss entschieden werden, welche Station für den Patienten geeignet sein könnte. Da es in der Kürze der Zeit nicht möglich ist, schon eine wirkliche Beziehung zu einem noch fremden Menschen aufzubauen, muss man genau abwägen: Wie stark ist eine mögliche Suizidgefährdung? Muss eventuell veranlasst werden, dass eine Pflegeperson in einer Eins-zu-eins-Betreuung dem Patienten auf der Depressionsstation an die Seite gestellt wird? Oder wirkt er so labil, so wenig erreichbar und damit so gefährdet, dass sogar das zu wenig sein könnte und eher ein kurzfristiger Aufenthalt auf einer geschützten Station in Betracht kommen sollte?

Im Normalfall wird auf der Station dann erst einmal das in der Akutaufnahme Begonnene fortgesetzt. Nur eine ausführliche Anamnese erlaubt eine einigermaßen gesicherte Diagnose. Ist diese gestellt, kann man mit dem Patienten und den ihn möglicherweise begleitenden Angehörigen das weitere Vorgehen besprechen. Das erste Ziel lautet immer: Symptom-Reduktion. Dazu können Medikamente beitragen, über deren Nebenwirkungen wir aufklären. In der Folge aber vor allem intensive Psychotherapie, die von anderen Therapieformen flankiert wird. Jeder Patient erhält einen speziell für ihn zusammengestellten Therapieplan, in den unter anderem die Termine für anstehende Einzel- und Gruppengespräche, für Ergotherapie und Bewegungstraining eingetragen werden.

Die Gestaltung und Anpassung des Therapieplans geschieht immer in enger Abstimmung mit dem Patienten und erfolgt nach einem Gespräch mit dem ganzen Team. Auch hier wird das veränderte Arzt-Patienten-Verhältnis in der Psychiatrie deutlich. Die klassische Visitensituation – der Chefarzt im weißen Kittel rauscht mit einem Heer von Assistenten ins Zimmer, steht vor dem Bett, lässt sich die Diagnose und die angedachte Behandlung erklären und wechselt am Ende vielleicht sogar noch ein paar Worte mit dem Patienten, der notgedrungen zu ihm aufblicken muss –

wird durch ein Gespräch unter Gleichberechtigten in Alltagskleidung ersetzt.

Mit dem Oberarzt, dem Assistenzarzt, der Pflegekraft und dem Sozialarbeiter an einem Tisch zu sitzen mag mancher Patient als eine Art Prüfung erleben. Aber er kann auch das Gefühl bekommen: Die sind alle für mich da. Jeder nimmt am Gespräch teil und hat dasselbe Ziel. Alle wollen helfen. Der Sozialarbeiter sagt: Ich habe mich um die Schulden gekümmert, die Sie noch haben, da müssen wir nächste Woche mal zur Bank gehen. Dann fragt der Oberarzt: Und wie sieht es mit dem Bewegungstraining aus? Worauf die Pflegekraft antwortet: Ja, damit haben wir jetzt angefangen. Der Assistenzarzt hakt noch einmal nach: Was haben Sie eigentlich früher unternommen, das Ihnen gutgetan hat? Wir wollen ja noch etwas finden als Zusatztherapie. Was hat Ihnen Freude gemacht, als Sie noch nicht krank waren? Und der Patient sagt vielleicht: Malen finde ich doof, aber ich habe mich schon immer gern bewegt. Zur Musik? Ja, auch. Na, dann nehmen wir doch Sport- und Tanztherapie.

Die von einigen als recht straff empfundene Taktung des Therapieplans soll auch die Abkapselung des Patienten verhindern. Struktur ist wichtig und bewahrt davor, zu sehr ins Grübeln zu verfallen. Vielleicht erkennt der Patient in der Ergotherapie, dass er längst nicht alle seine Stärken und Fertigkeiten verloren hat. Ergotherapie zielt ja auf die Erhaltung oder Wiederherstellung von Handlungsfähigkeit, Kreativität und Selbstständigkeit ab. Das Arbeiten mit unterschiedlichen Materialien kann dabei helfen, Gefühle von Wertlosigkeit und Schwäche zu überwinden und die Freude am Gestalten und am eigenen Ausdruck wieder zu entdecken.

Gleiches trifft auch auf die Musiktherapie zu, das gemeinsame Kochen oder die Arbeit im Klinikgarten. Auch wenn gerade alles schwer ist und aussichtslos erscheint, so kann es doch möglich sein, etwas Schönes zu schaffen und mit anderen zu teilen. Wer dagegen lieber liest und schreibt, als mit den Händen zu gestalten, weil sich ihm durch das erzählende Nacheinander der Sätze sein Leben und seine Erkrankung zu einer versteh- und bewältigbaren Geschichte klärt, für den könnten die Stunden der Bibliotherapie richtig sein. Und der Fitnessraum und die Sporthalle stehen allen sowieso immer offen.

Dem Patienten soll dabei geholfen werden, die düsteren Gedankenkreisläufe zu durchbrechen und zumindest zeitweise ganz im Hier und Jetzt zu sein. Ab und zu kommen auch unsere Therapiehunde mal zu Besuch. Sie haben schon so manchen zum Lächeln gebracht, dem eigentlich gar nicht danach zumute war. Ihre Gegenwart, die sich um Kategorien wie »krank« oder »gesund« nicht bekümmert, zaubert fast automatisch eine andere Stimmung auf die Station. Sie sind wie eine Verbindung zum Leben »draußen« und bringen dadurch ein Stück Normalität ins Krankenhaus.

Anders als in einer somatischen Klinik, in der ein Großteil des Aufenthalts aus Warten besteht, soll in der Psychiatrie der Anteil leerer Zeit gering gehalten und eine typische Krankenhausatmosphäre möglichst vermieden werden. Die Patienten werden dazu ermuntert, den Tagesablauf auf der Station mitzugestalten. Sie übernehmen kleinere Aufgaben wie das Decken der Tische oder das Abräumen des Geschirrs und sind auch sonst dazu angehalten, sich einzubringen.

Aktivität, darum geht es. Aber vor allem um eine Therapie und Betreuung, die in ihrer Intensität ambulant, bei vielleicht einer Therapiesitzung pro Woche, nicht möglich wäre. In der Klinik bekommt jeder Patient eine Pflegekraft und einen Arzt zugeordnet, die für ihn besondere Verantwortung tragen. Der Arzt ist zuständig für die körperliche Untersuchung, die Verordnung der nötigen Medikamente und für die Koordination aller Behandlungsmaßnahmen. Er führt auch die Einzelgespräche und leitet die Gruppentherapien. Die Pflegefachkraft betreut den Patienten im Alltag auf der Station, fördert in Gesprächen und Aktivitäten seine gesunden Anteile und unterstützt ihn in seiner Selbstständigkeit.

Noch ein Wort zur Bibliotherapie. Wir bieten sie in der Klinik an, sie funktioniert aber, wie alle anderen Therapien, auch abseits eines stationären Aufenthalts. Ich erinnere mich an eine Bekannte, die nach Jahrzehnten in ein und derselben Firma auf unwürdige Weise ihren Job verloren hatte. Sie war am Boden zerstört und zog ihr ganzes Berufsleben in Zweifel. Die dreißig überwiegend guten Jahre, die sie erlebt hatte, schienen ihr zu entgleiten. Sie blickte nur auf die sechs schlechten Monate am Ende. Deshalb riet ich ihr, einmal die vollständige Geschichte aufzuschreiben, um wieder den Blick aufs Ganze zu bekommen.

Sie arbeitete lange an dem Text, und als er fertig war, ließ sie ihn sogar binden. Dann verteilte sie die Bücher an ihre Freunde. Ich freute mich, als ich sah, dass neben dem

Schrecken zum Schluss auch all das Schöne und Erfüllende ihrer Arbeit im Text Platz gefunden hatte. Durch das Aufschreiben hatte sich für sie die Wichtigkeit einzelner Ereignisse relativiert und einer gelassenen, strukturierten Gesamtschau Platz gemacht. Das gebundene Buch war der sichtbare Ausdruck einer Zeit, die nun vorüber war. Die Zukunft konnte beginnen.

Ich würde daher die Prominenten, die sich mit autobiografischen Büchern an die Öffentlichkeit wenden, nachdem sie eine schwierige Zeit oder eine Krankheit überwunden haben, nicht gleich der Geltungssucht beschuldigen, wie es ja oft getan wird. Ich denke schon, dass die meisten mehr als nur die Eitelkeit dazu treibt, ihre Geschichte aufzuschreiben. Sei es das Bedürfnis, sich etwas Belastendes von der Seele zu schreiben, sei es der Wunsch, ihre Erfahrungen an andere weiterzugeben. Für mich gilt deshalb bei jedem Buch dieser Art erst einmal der alte Grundsatz: *in dubio pro reo.*

Auf der Station

Als Patient in eine psychiatrische Klinik zu kommen kann bereits vorhandene Gefühle von Schuld und Scham noch verstärken. Aber es kann auch für eine dringend benötigte Entlastung sorgen: Eigentlich müsste ich morgen wieder arbeiten gehen, mein Chef erwartet von mir die nächste Höchstleistung. Wäre ich nur normal krankgeschrieben, würde er vielleicht denken, dass ich blaumache und faul auf der Couch herumhänge. Auch fände ich daheim keine

Ruhe, denn meine Gedanken wären ständig beim Job, und ich fühlte mich als Versager. Wenn ich aber im Krankenhaus bin, kommt niemand auf die Idee, ich wolle mich vor der Arbeit drücken. Ich muss auch erst mal keine Angst vor der Reaktion des Vorgesetzten oder der Kollegen haben, denn die Krankmeldung verrät ja nicht, was mir fehlt. Ich bin einfach erst mal weg und vom schlimmsten Druck befreit.

Die Begegnung mit den übrigen Erkrankten auf der Station kann dazu beitragen, Selbstvorwürfe zu entkräften: Da sind fünfundzwanzig andere, die sehen jetzt auch nicht irgendwie blöd oder verrückt aus, aber sie sind trotzdem hier. Wir sitzen alle im selben Boot. Es kann wohl tatsächlich jeden treffen, dann trage ich ja vielleicht gar keine Schuld an meiner Erkrankung.

In der Gruppentherapie gibt es Gelegenheit, voneinander zu lernen: Wie geht der andere mit seiner Erkrankung um? Kann ich mir vielleicht einige seiner Bewältigungsstrategien abschauen? Und in den Stunden ohne Therapieprogramm können sich Gespräche ergeben, die in ihrer Offenheit alle Unterhaltungen mit Angehörigen oder Freunden übertreffen, weil nichts mehr zurückgehalten, verborgen oder beschönigt werden muss. Manchmal entsteht so eine regelrechte Gruppensolidarität, die sogar noch nach der gemeinsamen Klinikzeit fortbesteht.

Ich bin keine Verfechterin der Meinung, man solle Menschen mit den verschiedensten psychischen Störungen zusammen auf einer Station unterbringen. Nach der Devise: Die Mischung macht's. Damit die Depressiven von den Manikern aus ihrer Lethargie gerissen werden und die

Psychose-Kranken dafür sorgen, dass es nie langweilig wird. Das mag den Vorteil haben, dass es auf der Station stets lebendig bleibt, aber es schließt eine intensive störungsspezifische Behandlung praktisch aus. Es gibt auch noch einen zweiten Nachteil: Die Begegnung mit Menschen, die ein Verhalten zeigen, das vielleicht auf den ersten Blick verstörend wirkt in seiner Lebhaftigkeit, Lautstärke und Zügellosigkeit, könnte gerade bei Patienten mit einer depressiven Störung zu Verängstigung und Rückzug führen. Niemand sollte aber den Impuls verspüren, sofort auf dem Absatz wieder kehrtzumachen, wenn er in eine Klinik kommt. Daher bin ich dafür, störungsspezifische Stationen einzurichten, um eine Atmosphäre von gleichem Erleben und Gemeinschaft zu schaffen.

Ein anfänglicher Veränderungsschock bleibt wohl dennoch nie aus. Eine Klinik, eine psychiatrische erst recht, ist und bleibt eine fremde Welt, die mit dem Alltag nicht viel gemein hat. Ob man will oder nicht, ob man zur Geselligkeit neigt oder eher Einzelgänger ist – man kommt in den durchschnittlich zweiunddreißig Tagen, die ein Depressionspatient in der Klinik verbringt, in große Nähe zu anderen Menschen, und diese Nähe lässt sich auch kaum reduzieren. Das fängt bei der Unterbringung an, wenn man sein Zimmer mit jemandem teilen muss, und hört bei den zahlreichen Aktivitäten in der Gruppe nicht auf. Auch aus diesem Grund ist der enge Bezug zu einer Pflegekraft wichtig. Sie kann versuchen, Irritationen aufzufangen und durch Verständnis und konkrete Vorschläge die Akzeptanz der Situation zu erhöhen.

Geschlossene und offene Türen

Ende der 1990er-Jahre war das Klinikgelände des Alexianer St. Joseph-Krankenhauses erst im Entstehen begriffen. Noch konzentrierte sich alles auf das noch nicht renovierte Haupthaus, in ihm mussten sämtliche Patienten untergebracht werden. Aber die dringend notwendigen baulichen Veränderungen waren schon in die Wege geleitet worden. Neues sollte entstehen, etwa die Pavillons überall im Grün, in denen zukünftig einzelne Stationen untergebracht werden sollten. Kleine, überschaubare Häuser, in die durch blaue Fensterrahmen viel Licht hereinkommen würde.

Damals stand ich mit dem Geschäftsführer an einem Fenster des Hauptgebäudes und blickte hinunter auf die Baugruben. Noch war lange nichts fertig, aber dennoch hatte mich eine Aufbruchstimmung erfasst. Endlich würde es genug Platz für alle geben. Und ich hatte das Glück, als Chefärztin den Erstbezug der Pavillons von Beginn an begleiten zu können. Da riss mich eine Frage des Geschäftsführers jäh aus meinen Tagträumen: »In wie vielen Pavillons wollen Sie denn Panzerglas haben?« Er meinte die Akutstationen, in denen durchaus mal etwas zu Bruch geht, weil ein Patient, der schwer erkrankt ist und deshalb die Realität völlig verkennt, in großer Anspannung dem Mobiliar zu Leibe rückt. Einigermaßen willkürlich bestimmte ich an diesem Nachmittag vor zwanzig Jahren zwei Pavillons, in deren Fenster Panzerglas eingesetzt werden sollte. Welche das waren, weiß außer mir heute keiner mehr. Es hat auch nie mehr einer danach gefragt.

Die kleine Geschichte verdeutlicht, dass eine Psychiatrie eben kein ganz normales Krankenhaus ist, sondern eines, in dem einige Fenster verstärkt sind und einige Türen ab und an verschlossen bleiben. Zweiundzwanzig Patienten können auf jeder unserer vier Akutstationen untergebracht werden. In der Regel sind einige von ihnen nicht freiwillig zu uns gekommen, sondern von der Polizei gebracht worden – zu ihrem eigenen Schutz oder zum Schutz anderer. Nicht jeder aus dieser Gruppe trachtet danach, gleich die erste Gelegenheit wieder zum Verschwinden zu nutzen. Aber einige versuchen es schon. Sie schrauben die Fenster auf, stemmen sich per Klimmzug über die Gartenmauer und flüchten. Das kommt vor und wird auch immer wieder passieren. Eine Psychiatrie ist kein Gefängnis, obwohl das viele glauben. Für Menschen, die infolge ihrer psychischen Krankheit eine Straftat begangen haben, ist der Maßregelvollzug zuständig.

Aber wir tragen selbstverständlich eine Verantwortung für unsere Patienten. Es ist ein ständiges Abwägen zwischen Restriktion und Lockerung. Beispielsweise haben Untersuchungen ergeben, dass eine nicht abgeschlossene Stationstür die Patienten weniger unter Spannung setzt als eine, um deren Öffnung immer erst umständlich eine Pflegekraft gebeten werden muss, will einer mal frische Luft schnappen. Zwar haben auch auf unseren geschützten Stationen alle Patienten jederzeit die Möglichkeit, in den ebenfalls geschützten Garten zu gehen und sich dort die Beine zu vertreten oder zu rauchen, aber hin und wieder verspürt man eben Lust auf eine etwas größere Runde.

Daher bevorzugen wir, sofern es die Personalsituation erlaubt, ein Modell namens »Potsdamer Tisch«. Die Tür bleibt wenigstens für einige Stunden des Tages unverschlossen, wird aber von jemandem aus dem Team, der am Eingang sitzt, im Auge behalten. Die Patienten, die nicht rausgehen dürfen, wissen das und halten sich auch daran. Tun sie es nicht, ist der Pfleger da und sagt: Herr Müller, bleiben Sie mal hier. Oder er geht dem Patienten nach und versucht, ihn zur Rückkehr zu bewegen. Wenn Herr Müller dann trotzdem das Weite sucht, sind wir verpflichtet, ihn zurückzuholen, notfalls mithilfe der Polizei. Das ist unser Auftrag. Das erwarten die Angehörigen von uns und auch die Richter, die die Unterbringung des Patienten angeordnet haben.

In diesem Spannungsfeld bewegen wir uns ständig. Man kann es aber auch positiv sehen. Vor vierzig Jahren existierte dieser Konflikt zwischen der Freiheit des Einzelnen und den Interessen der Allgemeinheit noch gar nicht. Damals hieß es einfach: Du bleibst hier und fertig. Auf diesen Stand will niemand mehr zurück. Die heutige Entwicklung zeugt von einer in Gang gekommenen Diskussion und einem beständigen, für Selbstkritik durchaus offenen Ringen um Verbesserungen. Zu haben ist beides wohl nur um den Preis gelegentlichen Fehlens.

Psychose

Die größte Gruppe auf den geschützten Stationen bilden die Patienten mit einer psychotischen, etwa schizophrenen Störung. Allen Psychosen gemein ist ein verändertes, oft ins Wahnhafte verzerrtes Wahrnehmen der Realität, die sich für den Betroffenen zu einem hermetisch geschlossenen System der Bedrohung verdichten kann. Symptome einer Schizophrenie können darüber hinaus Halluzinationen sein, das Hören von Stimmen und Ich-Störungen. Die Grenzen zwischen dem Ich und der Außenwelt verflüssigen sich, der Betroffene liest gewöhnliche Erscheinungen des Alltags als allein ihm geltende Zeichen. Er fühlt sich verfolgt und fürchtet, seine Gedanken könnten gelesen werden, glaubt sich aber manchmal umgekehrt auch für eine ganz besondere Aufgabe auserwählt, die nur er bewältigen kann.

Schizophrenien zählen zu den gravierendsten psychischen Erkrankungen. In vielen Fällen bleibt es zum Glück beim Erleiden einer Episode, doch es gibt auch sehr schwere Verläufe mit mehreren Episoden, verteilt über einen langen Zeitraum. Die derart Betroffenen sind aufgrund der auftretenden kognitiven Einschränkungen nicht mehr in der Lage, so zu leben wie vor dem Beginn ihrer Erkrankung. Jeder Fünfte von ihnen vermag nicht mehr allein für sich zu sorgen und ist dauerhaft auf Betreuung angewiesen. Oft treten Schizophrenien zwischen dem fünfzehnten und dreißigsten Lebensjahr auf. Es sind schwierige Situationen für alle Beteiligten, wenn Eltern ihr erkranktes Kind, das vielleicht gerade Abitur gemacht hat und eigentlich studieren wollte, in die Klinik bringen müssen und wir ihnen nicht sagen können, ob es bei der einen schizophrenen Episode bleiben wird.

Leider sind wir bei der Behandlung schwerer Verläufe nicht wirklich viel weiter als vor zwanzig Jahren. Vielleicht wissen wir etwas mehr über die Erkrankung und können die Diagnose früher stellen. In der hochakuten Phase bleiben uns aber eigentlich immer noch nur die Medikation und der Versuch, entlastende Gespräche zu führen. Die neueren Medikamente haben etwas weniger starke Nebenwirkungen als das bekannte und früher häufig eingesetzte Haldol, das zwar recht gut gegen das Stimmenhören und den Wahn half, aber zu einer stark eingeschränkten Motorik führte. Den letztlich weitaus gewichtigeren Verlust kognitiver Fähigkeiten – sich konzentrieren zu können, nicht ablenken zu lassen, etwas vorausschauend zu planen – können jedoch auch sie nicht aufhalten. Am Ende kann jemand, der einmal zu den schönsten Hoffnungen Anlass gegeben hat, zum frühberenteten Sozialhilfeempfänger werden; seine Lebenserwartung ist um zehn bis fünfzehn Jahre verkürzt. Wir können die dramatischen Verläufe bei Psychosen noch immer nicht verhindern oder aufhalten, und das ist furchtbar.

Doch wir können Menschen, die an einer chronischen Psychose erkrankt sind, über die Jahre begleiten, so wie das auch Ärzte anderer Fachgebiete bei chronischen Erkrankungen tun. Mit Psychotherapie, individuell abgestimmten Medikamenten und mit ermutigenden Gesprächen. Wir können diese Menschen dabei unterstützen, trotz ihrer Erkrankung einen Weg durchs Leben zu finden, der ihnen Teilhabe in der Gesellschaft ermöglicht und Zufriedenheit spendet.

In Aufklärungsgesprächen versuche ich, den Patienten und ihren Angehörigen die ganz spezielle, mit der Erkrankung einhergehende Verletzlichkeit nahezubringen. Sie führt dazu, dass der Betroffene oft nicht mehr in der Lage ist, die vielen Eindrücke der Außenwelt zu filtern oder sie anhand ihrer Wichtigkeit zu verarbeiten. Aber gerade das lässt ihn Dinge in einer Konkretheit und Klarheit wahrnehmen und im Gespräch benennen, die wir anderen lange schon verloren haben. Diese unmittelbare Kommunikation findet sonst in unserer Gesellschaft kaum mehr statt. Wir haben sie uns abtrainiert, und dadurch ist uns ein Stück Lebendigkeit und auch Verletzlichkeit verloren gegangen. Dass Menschen mit einer Psychose-Erkrankung sie noch beherrschen, kann qualvoll für sie sein, ist aber auch ein Zeichen für eine hohe Sensibilität, die anzuerkennen und wertzuschätzen uns allen gut zu Gesicht stünde.

Man kann reden

Nach meiner Zeit in der Neurologie begann ich Ende der 1980er-Jahre in einer Akut-Psychiatrie der Bochumer Uniklinik. Eine geschlossene, im Keller untergebrachte Station, wenigstens ohne vergitterte Fenster. Zum ersten Mal kam ich dort auch mit Psychose-Patienten in Kontakt. Mit dem vielleicht ein wenig naiven, dafür umso überzeugenderen Elan der jungen Ärztin legte ich mich damals fest: Man durfte diesen Patienten nicht nur Haldol geben. Man musste doch auch mit ihnen reden! Die Pfleger hielten mich für verrückt. Sie hatten mich schon argwöhnisch dabei beobachtet, wie ich Bilder auf der Station aufgehängt hatte, um die Atmosphäre etwas weniger trist zu gestalten. Die Pfleger hatten Angst, die Patienten würden uns die Bilder um die Ohren hauen. Also nahm ich die Bohrmaschine in die Hand und dübelte alles, so fest es nur ging, in die Wand. Auch von den Zweifeln der Pfleger an meinen Psychotherapie-Plänen ließ ich mich nicht abschrecken, zumal mein damaliger Chef, ein Psychopathologe der alten Schule, deutlich gelassener reagierte. Dann reden Sie doch, meinte er nur.

Das machte ich dann auch. Ich bot den Patienten zweimal pro Woche eine halbe Stunde Psychotherapie an. Wie vorauszusehen funktionierte das mal mehr, mal weniger gut. Aber bei manchen Patienten gelang es mir doch, wie ich es gelernt hatte und gewohnt war, die Lebensgeschichte zu erheben: Kindheit, Jugend, Beruf. Durch das Reden ergab sich eine ganz andere Art der Beziehung, die mir dabei half, den Patienten und sein oft verstörendes Verhalten besser zu verstehen. Bis heute bin ich überzeugt: Wenn man sich wirklich auf den anderen einlässt, ihn ernst nimmt und ihm zuhört, ist es möglich, in einen vertrauensvollen Kontakt zu kommen.

Die Realitätsverkennung der meisten Menschen mit einer schizophrenen Störung lässt sich kaum je ins Nachvollziehbare auflösen. Sie bleibt rein privat und damit undurchdringlich. Die Polizei ist hinter mir her, weil … Der CIA sucht mich, denn … Manchmal aber fällt Licht auf den möglichen Auslöser und die Inhalte der Krise, weil sie eng mit der Lebensgeschichte des Betroffenen verbunden sind.

So ein Erlebnis hatte ich 1996, als ich ans Landeskrankenhaus im brandenburgischen Teupitz kam. Damals begegnete ich einer Patientin, die an einer Psychose erkrankt war. Sie sah mich während einer Therapiesitzung unverwandt an und rief plötzlich mit fester Stimme: »Sie! Sie haben mein Haus besetzt!« Die Patientin war zuvor lange schon in der Klinik gewesen, sie hatte auch meinen Vorgänger gekannt, der seinen Posten hatte räumen müssen. Nun erlebte sie den Einzug der Wessis in den Osten, was ihr wie eine feindliche Übernahme erscheinen musste. Wie sie waren auch viele andere Patienten nach dem Ende der DDR aus allen gewohnten Zusammenhängen herausgefallen. Sie hatten ihre Arbeit verloren, teilweise auch ihre Häuser, aber vor allem ihre Ideologie, und geblieben war nur ein Vakuum, das sich nicht mehr füllen ließ. Es gab nichts mehr, womit sie sich identifizieren konnten. Sie schwebten völlig frei im Orbit.

Verhängnisvolle Polizei-Einsätze

Immer wieder kommen Menschen, die an einer Psychose erkrankt sind, zu Tode, weil sie von der Polizei in einer vermeintlichen Notwehrsituation erschossen werden. Im Sommer 2013 steht ein nackter Mann im Neptunbrunnen am Roten Rathaus in Berlin. Er ist blutverschmiert und hat ein Messer in der Hand, mit dem er wild herumfuchtelt. Die

Polizei kommt, fordert ihn auf, das Messer fallen zu lassen. Ohne Erfolg. Ein Beamter versucht, ein Gespräch zu beginnen, steigt in den Brunnen, die Dienstwaffe auf den Mann gerichtet. Der nähert sich daraufhin, noch immer mit dem Messer in der Hand, dem Polizisten und wird von ihm erschossen.

In Berlin-Lichtenberg wählt ein Mann die Nummer der Polizei und droht damit, sich umzubringen. Die Beamten fahren hin und bauen sich vor der Wohnungstür auf: Wir sind jetzt da, machen Sie auf! Von innen hören sie ein Brüllen: Nein, ich mache die Tür nicht auf, ich bringe mich jetzt um und jeden, der reinkommt, auch! Die Polizisten brechen die Tür auf, sehen den Mann, auch er hat ein Messer in der Hand, auch er wird erschossen.

Wegen Vorfällen wie diesen haben wir vom Alexianer St. Joseph-Krankenhaus mit der Berliner Polizei gesprochen und eine Schulung der Beamten für solche speziellen Notfallsituationen angeregt. Vorbild dafür könnte das exzellente Krisenmanagement von Polizeipsychologen beim Umgang mit akut suizidgefährdeten Personen sein, die etwa drohen, sich von einem Hochhausdach zu stürzen.

Natürlich ist es Gewalt, wenn sich jemand bewaffnet und ein Messer zückt. Dennoch muss man sehen, dass hinter dieser Aggression keine Kriminalität steckt, sondern Krankheit. Menschen, die an einer Psychose erkrankt sind, haben ein anderes Realitätserleben. Sie können sich bedroht fühlen von einer Steckdose, weil sie in ihr ein Abhörgerät vermuten. Ein Blick kann ausreichen, sie in Panik zu versetzen, weil der Blick ihren Glauben festigt, verfolgt zu werden. Dazu kommen die Stimmen in ihrem Kopf, die alles pausenlos kommentieren. Das heißt, die Betroffenen werden von einer Vielzahl an Sinneseindrücken überflutet. Sie geraten unter Spannung, und das veranlasst sie zu ihren so befremdlich wirkenden Aktionen. Wenn sich dann noch ein Polizist mit einer Waffe nähert, verstärkt das ihre Angst über das erträgliche Maß hinaus. Sie wollen sich mit dem Messer verteidigen, und es kommt zur Eskalation.

Wie kann man psychisch Kranke erkennen, die sich aufgrund ihres Stimmenhörens und ihres Wahns extrem verhalten, und wie geht man deeskalierend mit ihnen um? Diese und andere Fragen sind Thema der Weiterbildungen, die seit eineinhalb Jahren nun regelmäßig in Berlin, aber auch in anderen Großstädten stattfinden und an denen neben Polizisten, Polizeipsychologen und Ärzten auch Betroffene teilnehmen, die eine entsprechende Situation selbst schon einmal erlebt haben, glücklicherweise ohne zu Schaden gekommen zu sein. Mit dem zunehmenden Wissen über psychische Erkrankungen werden, so die Hoffnung, in Zukunft Polizeieinsätze wie der am Neptunbrunnen vielleicht weniger verhängnisvolle Folgen haben.

Deeskalation akuter Krisen

Werden Menschen mit einer psychotischen Störung, die vielleicht auf der Straße randaliert oder auch Passanten angegangen haben, von der Polizei zu uns gebracht, müssen wir zuallererst versuchen, sie zu beruhigen. Das funktioniert aber nicht nur, indem man sich rein einfühlend verhält. Auch ein klares und bestimmtes Auftreten ist notwendig, um das häufig grenzüberschreitende Auftreten der Patienten auf Distanz zu halten. Am besten beginnt man das Gespräch mit dem wenigen, was man bis dahin weiß: So, Sie sind jetzt im Alexianer St. Joseph-Krankenhaus in Weißensee. Die Polizei hat Sie hierhergefahren, offensichtlich ist draußen etwas Bedrohliches vorgefallen. Mögen Sie mal erzählen?

Wenn jemand angibt, er werde von der Stasi verfolgt und an allen Straßenecken in Prenzlauer Berg stünden die Spitzel und beobachteten ihn, ließen ihn nicht aus den Augen, wohin er auch gehe, hat es wenig Sinn, ihn dann von oben herab zu belehren: Na, hören Sie mal, die DDR gibt es jetzt fast dreißig Jahre nicht mehr, die Stasi erst recht nicht, das kann alles also überhaupt nicht sein, was Sie mir da erzählen. Wahn führt zu einer festgefügten subjektiven Überzeugung, die objektive Einwände nicht zu entkräften vermögen. Besser, man lässt sich erst einmal auf das Gespräch ein, ohne dabei jedoch die verzerrte Realitätswahrnehmung zu bestätigen: Ja, das kann ich mir gut vorstellen, dass das alles sehr beängstigend für Sie ist. Ich schlage daher vor, Sie bleiben erst mal hier, und wir schauen zusammen, inwieweit wir die Bedrohung für Sie vermindern können.

In einer Phase äußerster Anspannung und Angst reicht Reden allein nicht aus. Medikamente, Ruhe und eine vorübergehende Reizabschirmung schaffen überhaupt erst die Voraussetzung, später wirklich miteinander ins Gespräch kommen und dann nachfragen zu können: Sie sind jetzt eine Weile bei uns. Haben Sie hier auch den Eindruck, dass die Stasi hinter Ihnen her ist? Wenn der Patient dann sagt:

Nein, eigentlich nicht, dann kann man damit beginnen, behutsam eine mögliche Störung der Realitätsprüfung anzusprechen: Denken wir noch mal zurück an den Vorfall auf der Straße, kann es vielleicht sein, dass … Mit dem Patienten das psychotische Erleben zu besprechen, ihn ganz vorsichtig in die Realität zurückzubringen und ihn auch Distanz zum Erlebten gewinnen zu lassen, braucht Zeit. Zeit, die man früher hatte, die heute aber, bei einer nur fünfwöchigen Verweildauer von Psychose-Patienten in der Klinik, oft nicht mehr vorhanden ist. Dann muss die Weiterbehandlung ambulant erfolgen.

Nicht immer kann man eine Situation so gut auflösen. Es kommt durchaus vor, dass das deeskalierende *talking down* nicht funktioniert. Der Patient bleibt weiterhin angespannt, zeigt sich unverkennbar aggressiv, schreit und stößt Drohungen aus. Die Lage spitzt sich zu. Das Klinikteam ist durch regelmäßiges Deeskalationstraining auf solche Situationen vorbereitet. Wir tragen ein Notruftelefon bei uns, das sich im Alarmfall per Knopfdruck betätigen lässt. In wenigen Sekunden sind die ersten Mitarbeiter da, doch ganz wichtig ist es, dass man sich dem Patienten behutsam nähert und nur einer das Wort an ihn richtet: Herr X, ich sehe, Sie sind angespannt, und das wird auch seine Gründe haben. Doch Sie zeigen sich meiner Kollegin und nun auch mir gegenüber drohend. Sie müssen zur Ruhe kommen, aber von allein wird das nicht gehen. Man hat Ihnen vorgeschlagen, dass Sie sich ein wenig hinlegen, was Sie jedoch abgelehnt haben. Daher würde ich nun gern versuchen, Sie zur Ruhe zu bringen. Ich würde Ihnen gern ein beruhigendes Medikament geben, damit Sie einfach mal einen Moment abschalten können. Danach sehen wir weiter.

Das einfache, gewaltfreie Festhalten zählt zu den wirkungsvollsten Methoden körperlicher Deeskalation. Begleitet wird es vom kontinuierlichen In-Kontakt-Bleiben mit dem Patienten und dem Erklären der Situation: Jetzt legen Sie sich erst mal aufs Bett, entspannen Sie sich. Wir werden versuchen, Sie ein wenig zur Ruhe zu bringen, indem wir Ihnen ein Medikament geben und Sie auch an Armen, Beinen und Bauch für kurze Zeit mechanisch zu beschränken. Jemand vom Pflegepersonal bleibt die ganze Zeit über neben dem Bett sitzen, alle anderen ziehen sich wieder zurück. Sobald der Patient zur Ruhe gekommen ist, wird die mechanische Beschränkung – oder wie es eher umgangssprachlich, aber dafür weniger politisch korrekt heißt: die Fixierung – wieder gelöst, die engmaschige Betreuung durch eine Pflegefachkraft in der Regel aber noch für die nächsten Stunden aufrechterhalten.

Nur manchmal sind wir als Team überfordert und kommen mit unseren Methoden nicht mehr weiter. Wenn jemand ein Messer zieht oder mit einer zerbrochenen Flasche droht, geht es nicht ohne Amtshilfe. Wir müssen die Polizei rufen. Mit den Beamten setzen wir uns auch zweimal im Jahr zusammen und besprechen die gemeinsam erlebten Situationen: Was wurde gut gelöst? Sehen wir Verbesserungspotenzial? Gibt es neue Methoden, die den Schutz des Patienten und des Teams vielleicht noch wirkungsvoller gewährleisten? Über die gute Zusammenarbeit mit »unseren« Polizisten vor Ort bin ich sehr dankbar.

Freiheitsentziehende Maßnahmen

Jede mechanische Beschränkung stellt einen maximalen, oft sogar traumatisierenden Eingriff in die persönliche Freiheit des Patienten dar. Der Gesetzgeber hat zu Recht dafür gesorgt, dass freiheitsentziehende Maßnahmen, zu denen auch das räumliche Isolieren eines Patienten gehört, strengen Auflagen unterliegen. Jede Maßnahme in unserem Haus darf nur so kurz wie möglich angewendet werden. Spätestens nach vier Stunden muss sie von einem Arzt, der mit dem Patienten spricht, auf ihre Notwendigkeit überprüft werden. Seinen Entschluss muss er nicht nur dem Patienten gegenüber begründen, sondern auch schriftlich dokumentieren. Geht er von einem Fortdauern der aggressiven Selbst- und Fremdgefährdung aus, kann die Frist um weitere vier Stunden verlängert werden. Das Berliner Gesetz, das die Unterbringung von gefährdeten psychisch kranken Menschen regelt, gibt vor, dass längstens achtzehn Stunden fixiert werden darf. Dann muss ein Richter hinzugezogen werden, der sich den ganzen Verlauf ansieht und über das weitere Vorgehen entscheidet.

Wenn sich der Patient wieder stabilisiert hat, ist das Nachbesprechen der Zwangsmaßnahme unerlässlich. Die Fixierung oder Isolierung muss erklärt, die Entscheidungsfindung transparent gemacht werden. Der Patient soll wissen, dass es sich von unserer Seite nicht um einen Akt der Willkür und der Gewalt gehandelt hat, sondern um das Agieren in einer Notsituation, die allein mit Reden nicht hätte geklärt werden können.

Zur Nachbearbeitung gehört auch der Blick nach vorn: Wie lässt sich so eine Situation in Zukunft vermeiden? Nicht zuletzt dadurch, dass der Patient das nächste Mal früher zu uns kommt. Bevor alles eskaliert. Dazu muss er die Angst vor der Klinik verlieren, sich ein Herz fassen und sich zu uns auf den Weg machen. Helfen kann ihm dabei vielleicht die Gewissheit, dass er sich auf die Einhaltung vorab vereinbarter Regeln verlassen kann.

Zu diesem Zweck gibt es Behandlungsverträge. Nicht als zivilrechtlich gültige Verträge, aber doch als feste Abmachung legen sie die Wünsche und Forderungen des Patienten für einen eventuellen weiteren Klinikaufenthalt fest. Je detaillierter, desto besser. Der Behandlungsvertrag trägt die Unterschrift des Patienten und des Oberarztes. Wir speisen ihn in unser System ein, der Patient nimmt ihn mit und kann ihn, falls er möchte, für den Fall der Fälle immer bei sich tragen. Kommt es tatsächlich noch einmal zu einer Krise, kann jeder in der Klinik sofort nachsehen, was vereinbart wurde – auf welcher Station und bei welchem Arzt sich der Patient eine Behandlung wünscht, welche Medikamente er bevorzugt und welche vertraute Person hinzugezogen werden soll. Der Vertrag ist uns Auftrag und Ansporn zugleich, dem Vertrauen des Patienten, so gut wir können, gerecht zu werden.

Selbstbestimmung

Wird ein Patient notfallmäßig von der Feuerwehr oder von der Polizei zu uns in die Klinik gebracht, will sich dort aber nicht behandeln lassen; oder befindet sich ein akut erkrankter Patient bereits auf der Station und beschließt, die Behandlung abzubrechen, dann müssen die jeweils zuständigen Fachärzte entscheiden, ob sie seinem Wunsch nachkommen oder nicht. Entscheiden sie sich für die Weiterbehandlung, weil der Patient aufgrund seiner Erkrankung sich selbst oder andere gefährden könnte, müssen die Ärzte einen gut begründeten Antrag beim sozialpsychiatrischen Dienst des Gesundheitsamts der Stadt stellen. Der Dienst schickt innerhalb weniger Stunden einen psychiatrischen Gutachter in die Klinik. Teilt dieser die Auffassung des Arztes nicht, kann der Patient nicht länger in der Klinik behalten werden.

Unterstützt er jedoch die Unterbringung im psychiatrischen Krankenhaus, muss bis zum Ablauf des folgenden Tages ein Richter des Amtsgerichts den Patienten persönlich anhören. Folgt dieser den Anträgen der beiden Fachärzte, ordnet er die ein- bis zweiwöchige Unterbringung des Patienten nach dem Psychisch-Kranken-Gesetz an. Folgt er ihnen nicht, kann der Patient die Klinik verlassen. Es ist in Deutschland entgegen aller Vorurteile eben nicht möglich, dass jemand für lange Zeit »einfach so in der Psychiatrie verschwindet«. Jede Unterbringung durchläuft ein gestuftes Verfahren, an dem sowohl die Klinik als auch ein externer Gutachter und ein Amtsrichter beteiligt sind.

Endet die festgelegte Frist, hat sich die Arzt-Patienten-Beziehung vielleicht so gefestigt, dass eine Fortsetzung der Behandlung auf freiwilliger Basis möglich ist. Oder man muss den Patienten gehen lassen, obwohl man weiß, dass zwar keine unmittelbare Gefährdung mehr besteht, er aber dennoch noch lange nicht über den Berg ist und womöglich einige Dinge aufgrund seiner Erkrankung tun wird, die ihm nicht zuträglich sind. Das fällt als Arzt nicht leicht, muss aber schlussendlich aus Respekt vor der Autonomie des Patienten akzeptiert werden.

Der Autonomie-Begriff bildet den Kern vieler, teils erbittert geführter politischer und gesellschaftlicher Debatten um die in psychiatrischen Kliniken durchgeführten Behandlungen. Wie weit reicht das Selbstbestimmungsrecht eines psychisch schwer Erkrankten, dessen Realitäts-, Handlungs- und Urteilsfähigkeit schwer beeinträchtigt sind? Schließt es auch das Recht auf Suizid oder Selbstverletzung ein? Sind vom Richter angeordnete Zwangsunterbringungen und freiheitsentziehende Maßnahmen überhaupt zu rechtfertigen? Die UN-Behindertenrechtskonvention von 2008, die auch für Menschen mit psychischen Einschränkungen gilt, legt sich fest: Mit ihrer Unterzeichnung tritt die Verpflichtung in Kraft, »die volle Verwirklichung aller Menschenrechte und Grundfreiheiten für alle Menschen mit Behinderungen ohne jede Diskriminierung aufgrund von Behinderung zu gewährleisten und zu fördern«. Zu den elementaren Grundfreiheiten zählt das Recht auf Autonomie und zu selbstbestimmten Entscheidungen.

Was aber, wenn diese Freiheiten mit dem Recht auf Gesundheit und Unversehrtheit kollidieren? Wenn die Fähigkeit zur Selbstbestimmung bei einem akut kranken Patienten, der eine Behandlung kategorisch ablehnt, deutlich beeinträchtigt erscheint, weil er weder seine Krankheit zu reflektieren vermag noch die für ihn negativen Folgen eines Ausbleibens der Behandlung? Ist es ethisch vertretbar, dass ein junger Mann mit einer psychotischen Störung, der eine Gefahr für sich selbst und für andere darstellt, der allein aus seiner Erkrankung vielleicht überhaupt nicht mehr herauskommen kann, selbst darüber entscheidet, ob er in eine Klinik möchte oder nicht?

Wenn jemand Stimmen hört und sich verfolgt fühlt, wenn jemand unter einer so schweren depressiven Störung leidet, dass er nicht mehr leben möchte, dann ist er nicht mehr selbstbestimmt, sondern krank. Dann ist er auf eine Behandlung angewiesen, um überhaupt wieder selbstbestimmungsfähig zu werden. Es gibt Zustände, in denen es gerechtfertigt erscheint, die Patientenautonomie vorübergehend einzuschränken und gegebenenfalls auch einen Richter anzurufen, um die Genehmigung für eine Zwangsbehandlung zu bekommen. Nicht weil die Gesellschaft vor unliebsamem oder sozial abweichendem Verhalten geschützt werden soll, wie der Vorwurf oft lautet, sondern aus einem einzigen Grund: Weil der Patient ein Recht darauf hat, dass seine Gesundheit und sein Leben geschützt werden. Man kann das wie die Kritiker der Psychiatrie, die das Banner der Autonomie hochzuhalten meinen und uns pauschal Machtmissbrauch, manchmal sogar Folter vorwerfen, paternalistisch nennen. Ich nenne es Helfen, Fürsorge, Caritas.

Der medizinethische Konflikt zwischen dem Recht auf Selbstbestimmung und dem Recht auf Hilfe wird die Öffentlichkeit noch lange beschäftigen. Wie verhärtet die Fronten teilweise sind, habe ich vor einigen Jahren am eigenen Leib zu spüren bekommen, als ich vor dem Ausschuss des Justizministeriums zum Thema »Zwangsbehandlung/Zwangsunterbringung im Rahmen von Betreuung« gesprochen habe. Beim Betreten des Parlaments muss man eine Sicherheitsschleuse passieren. Als ich darauf wartete, von den Security-Leuten durchgecheckt zu werden, stellte sich ein Wortführer der Antipsychiatrie-Bewegung unmittelbar vor mich, kam mir körperlich viel zu nah und beschimpfte mich laut als »Nazi-Ärztin«. Auch später im Plenarsaal ließen er und seine Begleiter keinen Zweifel daran, was sie von meinen Ausführungen hielten. Am nächsten Tag fand ich mich auf heimlich gedrehten YouTube-Videos im Internet wieder, verhöhnende Untertitel und beleidigende Kommentare inklusive.

Für diese Leute gelte ich als »Frau Dr. Mengele«, die wie die Nationalsozialisten Menschen mit psychischen Störungen zwangsbehandeln will. Es fällt schwer, mit solchen Anfeindungen gelassen umzugehen. Kollegen, denen Ähnliches widerfährt, fragen mich manchmal: Was sollen wir da machen? Meistens antworte ich: Gar nichts. In der Multipluralität unserer Gesellschaft müssen wir das aushalten. Wir dürfen nicht aufhören damit, uns kritisch zu hinterfragen, müssen dann aber auch unsere Position offensiv nach außen vertreten.

Wie man ohne Aggression und ideologische Starre miteinander reden kann, zeigt das in Berlin-Pankow stattfindende »Psychose-Seminar«, zu dem Betroffene, Angehörige und psychiatrische Fachkräfte regelmäßig zusammenkommen. Auch Mitarbeiter aus meiner Klinik nehmen daran teil. Jeder erzählt, jeder hört zu. Es ist gut, ab und an von denen den Spiegel vorgehalten zu bekommen, die die Klinik als Patienten erlebt haben. Das gibt uns wiederum die Gelegenheit, Stellung zu beziehen und unser Vorgehen zu erklären. Man führt einen Diskurs und lernt voneinander. Das kommt der Utopie einer herrschaftsfreien Kommunikation schon ziemlich nahe.

Bipolare Störung

Die Frau war klug. Eine Historikerin, Mitte fünfzig, weltgewandt. Sie hatte zahlreiche Bücher veröffentlicht, hielt Vorträge und war auch in den Medien präsent. Mit ihrem Mann, einem Psychologen, öffnete sie ihr beeindruckendes Haus für literarische und soziologische Salongespräche. Ein Intellektuellenpaar wie aus dem Bilderbuch, ausgestattet mit der Lässigkeit selbstverständlichen Reichtums. Dazu zwei Kinder, die sich anschickten, im akademischen Betrieb Fuß zu fassen.

Aus dem Gefühl heraus, besser als die anderen zu sein, wollte die Frau zu viel. Sie hielt einen Vortrag nach dem anderen, nahm jede Interviewanfrage an, meinte zu glänzen und überschätzte doch nur ihre Kräfte. Die Leute merkten: Da stimmt etwas nicht. Sie begannen von ihr abzurücken. Dann die Krise. Die Frau entwickelte eine bipolare Störung und verlor in der manischen Phase endgültig jedes Maß. Sie reiste um die Welt, hielt sich Liebhaber, kaufte sich Wohnungen im In- und Ausland, gab das Geld mit vollen Händen aus. Der verzweifelte Ehemann ließ sich von einem Arzt beraten und besorgte sich Neuroleptika, die er im Kaffee seiner Frau aufzulösen versuchte. Sie merkte es und brach den Kontakt ab. Der Mann und die Kinder wussten sich nicht mehr anders zu helfen, sie besorgten ihr einen gesetzlichen Betreuer. Der ordnete einen Klinikaufenthalt an, doch sie lehnte ab. Schließlich wurde sie mit richterlichem Beschluss zu uns gebracht, im Polizeiwagen.

Bei unserem ersten Gespräch schrie sie nicht nur, sie griff sich auch eine Vase und versetzte damit dem Pfleger, der neben ihr stand, einen Schlag auf den Kopf. Erst als wir die Patientin deeskalierend festhielten, beruhigte sie sich etwas, und wir konnten sie überzeugen, ein antimanisches Medikament einzunehmen. Nach drei Tagen begannen wir mit der Gabe von Zyprexa, einem Anti-Psychotikum, das auch bei bipolaren Störungen wirkt. Sie nahm die Tabletten und kam zu mir in die Psychotherapie. Nach sechs Wochen, in denen wir kaum reden konnten, weil die manische Phase noch nicht abgeklungen war, kippte die Stimmung. Sie wurde depressiv. Es folgte ein Aufenthalt in der Tagesklinik, an die sich noch eine längere ambulante Behandlung anschloss. Dann ging es ihr besser. Sie übte weniger Druck auf sich selbst aus und konnte wieder in ihren Beruf einsteigen, in dem sie bis heute tätig ist.

Noch heute haben wir Kontakt. Sie engagiert sich ehrenamtlich in Betroffenenverbänden, wir haben auch schon einige Veranstaltungen zusammen gemacht. Sie bekennt öffentlich: Ja, ich wurde zwangsbehandelt, aber ich bin dankbar dafür. Irgendeiner musste die Notbremse ziehen. Ich hätte sonst alles verloren, was mir wichtig ist.

Vom Wunsch, sein Leben zu beenden – Suizidgedanken

Um ein Vielfaches höher als in der Allgemeinbevölkerung ist das Suizidrisiko bei Menschen mit einer depressiven Störung. Eine Studie, die an psychiatrischen Kliniken in Baden-Württemberg durchgeführt wurde, kommt zu erschreckenden Ergebnissen: Fast jeder dritte der wegen einer Depression stationär aufgenommenen Patienten hatte schon einen Suizidversuch unternommen, und sogar beinahe jeder zweite hegte bei Klinikeintritt akute Suizidgedanken.

Daher ist es besonders wichtig, Patienten bereits beim ersten Kontakt aktiv und emphatisch auf eventuelle Suizidgedanken anzusprechen. Das ist auch ein Rat, den ich betroffenen Angehörigen geben kann. Reden Sie. Thematisieren Sie Ihre Ängste. Früher hieß es: Bloß keine schlafenden Hunde wecken, aber das ist kompletter Unsinn. Suchen Sie das Gespräch. Damit kann man nichts falsch machen. Aber vermeiden Sie Vorwürfe. Die meisten Betroffenen sind froh, sich endlich einmal alles von der Seele reden zu können, wenn sie den Eindruck haben, für ihre Gedanken nicht verurteilt zu werden.

Angehörige von Betroffenen fragen oft: Gibt es Anzeichen, die auf ein erhöhtes Suizidrisiko hinweisen? Es gibt sie meistens wirklich. Die Betroffenen zeigen sich über längere Zeit sehr eingeengt in ihrem Denken und Verhalten. Sie ziehen sich mehr und mehr zurück, sprechen von Hoffnungslosigkeit, Zukunftsangst, Schuld und dem Gefühl, für alle nur noch eine Last zu sein. Auch körperliche Einschränkungen wie gesteigerte Schlaflosigkeit, starke Unruhe, Konzentrationsstörungen oder Gewichtsabnahme können ein Warnsignal sein. Nichts erhöht das Risiko aber so sehr wie ein in der Vergangenheit bereits einmal unternommener Suizidversuch.

Der Psychiater wird im Erstgespräch versuchen, das Suizidrisiko des Patienten so genau wie möglich einzuschätzen: Herr X, jetzt geht es Ihnen schon fast einen Monat schlecht, und Ihnen erscheint alles aussichtslos. In so einer Situation kommen ja manchmal auch Gedanken, dass man nicht mehr leben will. War das bei Ihnen in den letzten Wochen oder Tagen auch der Fall? Nickt der Patient, fragt man weiter: Wie intensiv sind die Gedanken denn, wenn sie auftreten? Waren das eher einzelne Momente, in denen Sie dachten: Ach, es ist alles hoffnungslos, ich will nicht mehr, oder war das so bedrängend, dass sich die Gedanken gar nicht mehr verscheuchen ließen? Haben Sie vielleicht schon Pläne gemacht? Ja, sagt der Patient dann vielleicht, ich würde in die Garage gehen und mich mit Autoabgasen vergiften. Haben Sie das schon vorbereitet? Nein, noch nicht. Was gibt Ihnen denn Halt im Leben? Meine Familie. Darum schäme ich mich auch so furchtbar, was soll nur meine Frau, was sollen meine zwei Kinder von mir denken.

Es ist sehr wichtig, den Betroffenen von seinen Selbstvorwürfen zu entlasten: Bei so einer Krankheit, wie Sie sie gerade haben, sind derartige Gedanken nachvollziehbar. Niemand macht Ihnen Vorwürfe. Aber da wir beide jetzt hier ins Gespräch gefunden haben, muss ich sicher sein, dass Sie zum nächsten Termin auch wieder zu mir kommen und dass Ihnen bis dahin nichts passiert.

Früher wurden richtiggehende »Non-Suizid-Verträge« zwischen dem Arzt und dem Patienten geschlossen, mit denen sich der Patient sozusagen verpflichtet hat, bis zum Wiedersehen seine Suizidgedanken nicht in die Tat umzusetzen. Man versprach sich davon eine engere therapeutische Beziehung und durch die Erfüllung des Vertrages auch eine Art Erfolgserlebnis für den Patienten. Ich selbst halte von diesen Verträgen nicht viel, denn sie suggerieren einen Schutz vor dem Schlimmsten, den es nie zu hundert Prozent geben kann. Sinnvoller erscheint mir, für den Patienten ein Sicherheitsnetz zu knüpfen, ihm zu zeigen, was er tun kann, wenn die Suizidgedanken wiederkehren: Rufen Sie in der Klinik an oder, noch besser, kommen Sie sofort hierher. Wir helfen Ihnen. Meinen Sie, Sie schaffen das? Wenn der Patient dann aber sagt: Ich glaube nicht, nein, ich kann mir da selbst nicht trauen, dann kann es erforderlich sein, ihn stationär aufzunehmen und eine akute Behandlung und vor allem eine engmaschige Betreuung durch die Ärzte und Pflegekräfte sicherzustellen.

Werther-Effekt

Es kommt vor, dass ein Mensch mit einer schweren depressiven oder psychotischen Störung doppelt Buch führt. Er spricht mit dem Arzt, beteiligt sich an der Therapie, nimmt seine Medikamente, er will sich wirklich helfen lassen, aber gleichzeitig fasst er auch einen ganz anderen Vorsatz: Wenn das alles nicht hinhaut, bringe ich mich doch um. Als Psychiater ist man sehr auf Vertrauen angewiesen und auf die Offenheit des Patienten, immer ehrlich Auskunft über seine Gefühle zu geben. Leider gibt es keine Garantien, und Voraussagen beruhen immer auf Wahrscheinlichkeit, oft auch nur auf Hoffnung. Man kann niemandem wirklich in seine Gedanken hineinschauen.

Vor einem Jahr hatten wir einen jungen Mann von Anfang zwanzig bei uns, der an einer schweren Psychose erkrankt war. Er hörte Stimmen und wurde von Wahnvorstellungen heimgesucht. Er war freiwillig in die Klinik gekommen, nicht zuletzt weil sein Vater unter derselben Störung gelitten und Suizid begangen hatte. Nach einiger Zeit ging die Symptomatik ein wenig zurück, und der Patient schien wieder fähig, Absprachen einzuhalten. Auch die Mutter war dafür, ihn erstmals wieder für eine halbe Stunde allein auf dem Gelände spazieren gehen zu lassen. Das klappte gut. Bald wurde aus der halben eine ganze Stunde, und auch der Radius der Alleingänge vergrößerte sich. Wir konnten an ein Wochenende daheim denken. Alles wurde mit dem Patienten genau abgesprochen, jede Eventualität ins Auge gefasst. Dann kam das Wochenende, es verlief wie gewünscht, so teilte es uns die Mutter hinterher mit. Am Sonntagabend aber brach der junge Mann auf, um in die Klinik zurückzukehren, und auf dem Weg zu uns warf er sich vor einen Zug.

Er hatte nie über Suizidgedanken gesprochen und unsere diesbezüglichen Fragen immer verneint. Vielleicht sind die Stimmen in seinem Kopf auf einmal so laut geworden, dass er es nicht mehr ertragen konnte, vielleicht gab es einen anderen Auslöser – einen Brief vom Arbeitgeber, ein Telefonat mit der Freundin, irgendein als Kränkung empfundenes Erlebnis, von dem niemand etwas mitbekam. Auch wir mussten uns hinterfragen: Hatten wir etwas übersehen? Hatten wir Fehler in der Betreuung gemacht? Es wird sich wohl nie klären lassen. Trotzdem ist es für uns außerordentlich wichtig, jeden durchgeführten Suizid ausführlich im Behandlungsteam nachzubesprechen, um unsere Sensibilität zu erhöhen und aus dem schrecklichen Geschehen die richtigen Schlüsse zu ziehen.

Viele Suizide werden im Affekt begangen. Von einer Sekunde auf die andere kommt alles ins Rutschen, und was zuvor nur ferner Gedanke war, wird urplötzlich als Tat ausgeführt. Wir kennen aber auch die Ausgeglichenheit mancher Menschen in den Tagen vor ihrem Suizid. Sie deutet auf ein Ende des Abwägens hin. Die Entscheidung ist gefallen, und das kommt einer Entlastung gleich. Auf seine Mitmenschen wirkt der Betroffene so ruhig wie schon lange nicht mehr, fast entspannt. Aber innerlich ist er fest entschlossen und auch kaum mehr davon abzubringen, seinen immer konkreter ausgestalteten Plan umzusetzen. Umso dringender sind daher in der Phase des

Abwägens, wenn der Betroffene noch erreichbar ist, das ständige Sprechen, das Aufzeigen von Behandlungsmöglichkeiten und das Vermitteln von Hoffnung.

Nach dem Suizid des jungen Mannes führten wir viele Gespräche mit den anderen Patienten auf der Station, denn die Nachricht ließ sich nicht lange geheim halten. Hören Menschen, die selbst entsprechende Gedanken hegen, vom Suizid eines anderen, kann das zum Impuls führen, es ihm gleichzutun: Der hat es richtig gemacht, der ist jetzt erlöst. Der braucht sich nicht mehr mit dem Leben herumzuquälen, wie ich es muss. Ein Phänomen, das als »Werther-Effekt« bekannt ist. Seinen Namen verdankt es Goethes berühmtem Briefroman vom Ende des 18. Jahrhunderts, in dem sich der Held aufgrund der Unmöglichkeit einer Liebe erschießt. Zur tragischen Rezeptionsgeschichte des Buches gehören Nachahmungstaten vieler Leser, die sich mit dem Schicksal Werthers identifizierten.

Um so einen Effekt zu vermeiden, muss jeder Suizid mit den anderen Patienten aufgearbeitet werden, einzeln und in der Gruppe. Welche Beziehung hatten sie zum Verstorbenen? Fühlen sie sich eventuell schuldig, weil sie nichts von seinem Leid bemerkt haben und ihm nicht helfen konnten? Es geht also um Entlastung, aber auch um das offene Ansprechen von möglichen Suizidgedanken und um das gemeinsame Festlegen vorbeugender Maßnahmen für die folgenden Tage, in denen eine intensivere Betreuung durch das Stationsteam angezeigt ist.

Nach dem Suizid von Robert Enke, dem Torwart der Deutschen Fußballnationalmannschaft, veranstaltete die DGPPN zusammen mit der *Bild am Sonntag* im Herbst

2009 eine Telefonsprechstunde. Wie sehr Enkes Tod die Menschen erschütterte, merkten wir an der großen Anzahl der Anrufer, die nicht selten von eigenen Suizidgedanken berichteten. Dass sie sich ein Herz fassten und anriefen, zeigte nicht nur, wie groß ihr Leidensdruck war, sondern auch, dass sie die Hoffnung auf Hilfe noch nicht aufgegeben hatten. Das war gut. Sie waren noch erreichbar. Wir konnten sie beraten, ihnen Adressen und Telefonnummern nennen und vielleicht auch ein wenig Zuversicht geben.

Forensische Psychiatrie

Der starke gesellschaftliche Bezug unterscheidet die Psychiatrie von allen anderen medizinischen Disziplinen, deren Auftrag einzig darin besteht, zu heilen und zu lindern. Die Psychiatrie übernimmt dagegen auch ordnungspolitische Aufgaben. Menschen, die akut an einer schweren psychischen Erkrankung leiden und dabei sich selbst oder ihre Umwelt gefährden, können, wie gezeigt, durch einen richterlichen Beschluss aufgrund der Landespsychiatriegesetze in einer Klinik für Psychiatrie und Psychotherapie untergebracht werden.

Menschen, die infolge einer psychischen Störung eine Straftat begangen haben und potenziell weiter gefährlich sind, kommen dagegen in den Maßregelvollzug oder, wie der Fachbegriff lautet, in eine forensische Klinik. Ihre Einweisung erfolgt ebenfalls per Gerichtsbeschluss. Voraussetzung dafür ist eine vom Gericht festgestellte Schuldunfähigkeit beziehungsweise verminderte Schuldfähigkeit.

Wie meine Kollegin Nahlah Saimeh einmal pointiert geschrieben hat: Forensische Psychiatrien sind keine Gefängnisse, sondern Krankenhäuser. Sie beherbergen daher auch keine Häftlinge, sondern Patienten, deren Unterbringung und Behandlung zur Sicherheit der Gesellschaft beiträgt und darüber hinaus dem Erkrankten ein künftiges Leben in Straffreiheit ermöglichen soll.

In der Bundesrepublik werden derzeit knapp 10 000 Menschen in den forensischen Psychiatrien behandelt, Tendenz steigend. Dazu kommen noch einmal mehrere Tausend Patienten, die nach ihrer Entlassung aus der Klinik ambulant weiterversorgt werden. Insgesamt kann von einem Erfolgsmodell gesprochen werden. Nur fünf Prozent der psychisch kranken Täter werden nach ihrer Behandlung im Maßregelvollzug noch einmal straffällig.

Das öffentliche Bild von der Forensik ist dennoch ein primär negatives. Die Gründe dafür muss man nicht lange suchen. Neben den Rückfalltaten entlassener oder gewaltsam ausgebrochener Patienten ist es vor allem der Fall Gustl Mollath, der den verheerenden Eindruck hinterlassen hat, bei den forensischen Kliniken handle es sich um de facto rechtsfreie Räume, in denen der Einzelne über Jahre gegen seinen Willen und ohne Grund festgehalten werden könne.

Ich möchte an dieser Stelle nicht näher auf Gustl Mollath eingehen, denn ich denke, zu diesem Thema ist in den letzten Jahren alles Wichtige gesagt worden. Der Fall Mollath hat aber gezeigt, dass der Weg der Einweisung in eine forensische Klinik sowie die dort erfolgende Begutachtungspraxis verbesserungsbedürftig waren. Der Gesetzgeber hat darauf im Jahr 2016 mit einer Reform des Maßregelvollzugs reagiert, die unter anderem vorschreibt, die Unterbringung nur noch in »gravierenden Fällen«, sprich: bei schweren Straftaten, anzuordnen.

Leider ging in der aufgeladenen Berichterstattung über Mollath eine wichtige Unterscheidung mehr als einmal verloren. Irgendwann wurde nicht mehr differenziert zwischen Forensik und Psychiatrie. So hieß es in einigen Artikeln und Fernsehreportagen, Mollath befinde sich in einem psychiatrischen Krankenhaus. Verwechselt wurde auf diese Weise die Behandlung psychisch kranker Menschen mit der Besserung und Sicherung von psychisch kranken Straftätern. Aber das sind eben zwei verschiedene Paar Schuhe. In der psychiatrischen Klinik sind Menschen wie Sie und ich. Keine Straftäter, sondern Menschen, denen es akut schlechtgeht, die eine depressive Störung haben oder Angst. Sie bleiben vielleicht einen Monat bei uns und kehren dann wieder in ihren Alltag zurück.

In den Maßregelvollzug hingegen kommt nur, wer eine Straftat begangen hat und vom Gericht aufgrund fortbestehender Gefährlichkeit zu einer entsprechenden Behandlung und Sicherung verurteilt wurde. Dadurch erklärt sich auch die viel längere Dauer der Unterbringung.

Begutachtungen

Der § 20 des Strafgesetzbuchs legt fest: »Ohne Schuld handelt, wer bei Begehung der Tat wegen einer krankhaften seelischen Störung, wegen einer tiefgreifenden Bewusstseinsstörung oder wegen Schwachsinns oder einer schweren anderen seelischen Abartigkeit unfähig ist, das Unrecht der Tat einzusehen oder nach dieser Einsicht zu handeln.« Eine Schuldverminderung liegt nach § 21 vor, wenn »die Fähigkeit des Täters, das Unrecht der Tat einzusehen oder nach dieser Einsicht zu handeln, aus einem der in § 20 bezeichneten Gründe bei Begehung der Tat erheblich vermindert« ist.

»Krankhafte seelische Störung«, »Schwachsinn«, »seelische Abartigkeit«, das sind merkwürdig altmodisch, fast metaphorisch anmutende Formulierungen. Es sind juristische Bezeichnungen, denen man anmerkt, dass sie etwas benennen sollen, wofür uns im Alltag oft die Worte fehlen. Taten, die uns in ihrer Brutalität und Drastik unbegreiflich erscheinen, konfrontieren uns mit Formen menschlichen Fühlens und Verhaltens, von deren Verständnis uns ein dunkler, kaum zu überbrückender Abgrund trennt.

Dennoch muss genau hingeschaut werden. Es gehört zu den Aufgaben der Psychiatrie, mögliche schuldaufhebende oder schuldvermindernde Umstände einer Straftat festzustellen. Lag zum Zeitpunkt der Tat eine psychische Erkrankung vor, die für eine signifikante Beeinträchtigung der Einsichts- und Steuerungsfähigkeit gesorgt hat? Mit der Klärung dieser Frage befassen sich vom Gericht oder von der Staatsanwaltschaft in Auftrag gegebene psychiatrische Gutachten.

Ich selbst habe solche Gutachten nur wenige Male angefertigt, dabei aber immer eine Psychologin oder eine Neuropsychologin hinzugebeten. Ich wollte mich nicht nur auf meine Erfahrung verlassen. Neben der von mir im persönlichen Gespräch durchgeführten Erhebung des psychopathologischen und lebensgeschichtlichen Befundes, neben der Diskussion möglicher Motive, die als Auslöser der Straftat in Betracht kommen konnten, setzte ich auf zusätzliche, wissenschaftlich erprobte Verfahren zur Erfassung der Persönlichkeit: etwa IQ-Tests oder andere speziell entwickelte Testverfahren, deren Ergebnisse in die letztendliche diagnostische Einschätzung mit einflossen.

Bei der Hälfte aller Patienten im Maßregelvollzug wird eine psychotische Störung diagnostiziert. Aber auch eine angeborene Intelligenzminderung, sexuelle Abweichungen oder akute Bewusstseinsstörungen bei Taten im Affekt können sich auf die Schuldfähigkeit des Straftäters auswirken. Während Affekttaten – ein Gewaltakt aus Eifersucht, Erniedrigung, Wut oder Hilflosigkeit – in der Regel noch recht gut nachzubearbeiten sind und auch Patienten mit einer psychotischen Störung therapeutisch behandelt werden können, gestaltet sich das bei Persönlichkeitsstörungen, also bei dem, was das Gesetz »schwere seelische Abartigkeit« nennt, weitaus schwieriger. Derart erkrankte Menschen weisen eine besondere Persönlichkeitsstruktur auf. Ihre Wahrnehmung weicht von der sogenannten

Norm ab. Im Gefühlsleben sind sie oft unflexibel und wenig angepasst, dazu leiden sie unter der mangelnden Kontrolle ihrer Impulse. Da es sich bei alldem um dauerhafte Muster im Erleben, Fühlen und Verhalten handelt, gestaltet sich ein positives therapeutisches Einwirken oft sehr schwierig.

Die Verantwortung, die jeder Gutachter trägt, ist immens. Nicht nur bei der Bewertung der Schuldfähigkeit, sondern auch bei der Einschätzung von Therapieverläufen bereits untergebrachter Straftäter: Geht noch eine Gefahr vom Patienten aus? Kann er eventuell ambulant weiterbehandelt werden? Besteht das Risiko, dass er erneut eine Straftat begeht?

Mittlerweile, nach der Reform des Maßregelvollzugs, wurden die Abstände zwischen den einzelnen Nachbegutachtungen und dem Stellen der Risikoprognose enger gefasst. Vorgenommen werden sie auch nicht mehr wie früher von einem in der Klinik angestellten Gutachter. Vielmehr muss jetzt, um den Verdacht der Befangenheit gar nicht erst aufkommen zu lassen, vom Richter ein externer Gutachter bestellt werden. Darüber hinaus sieht der Gesetzgeber vor, dass Patienten nach spätestens zehn Jahren aus der forensischen Psychiatrie zu entlassen sind, wenn nicht »Taten mit einer schweren seelischen oder körperlichen Schädigung der Opfer drohen«.

Diese zeitliche Beschränkung erhöht den Druck auf den Gutachter. Stellt er dem Straftäter eine ungünstige Prognose, gilt dieser als »austherapiert« und kommt auf richterlichen Beschluss in prinzipiell unbefristete Sicherheitsverwahrung. Spricht er sich jedoch für seine Entlassung aus dem Maßregelvollzug aus und es geschieht eine erneute Straftat, bedeutet das eine Tragödie für die Opfer. Rückfälle ereignen sich zwar sehr selten, aber jeder einzelne ist einer zu viel.

Kapitel 7
Ausblick

Das Warten auf einen Termin

Es hat sich viel getan in den vierzig Jahren, die seit der großen Psychiatriereform ins Land gegangen sind. Vielfältige Möglichkeiten der Behandlung und Betreuung von Menschen mit psychischen Störungen sind entstanden. Die Umgestaltung des Versorgungssystems – weg von den Großkrankenhäusern, hin zu Angeboten im nahen Umfeld der Betroffenen – kann durchaus als gelungen bezeichnet werden. Über neunzig Prozent der Patienten werden in Deutschland inzwischen ambulant versorgt. Um sie kümmern sich 5700 Psychiater und Nervenärzte, 6000 ärztliche sowie 22 500 psychologische Psychotherapeuten. Nicht zu vergessen all die Hausärzte. Sie fungieren oft als erste Ansprechpartner und sind bei Menschen mit depressiven Erkrankungen und Angststörungen häufig die einzigen Behandler.

Das sind auf den ersten Blick eindrucksvolle Zahlen. Dennoch reicht die ambulante Versorgung nicht aus. Das veränderte Hilfesuchverhalten der Menschen führt dazu, dass deutlich mehr Ärzte und Psychologen wegen psychischer Erkrankungen aufgesucht werden als noch vor ein paar Jahren. Die Nachfrage übersteigt das Angebot. Daraus resultieren teilweise beträchtliche Wartezeiten für die Patienten.

Wer heute in Berlin wegen psychischer Probleme in der Praxis eines Psychiaters anruft, bekommt erst nach mehreren Wochen einen Termin. Schnell und akut geht da gar nichts. Deshalb kommen die Menschen manchmal gleich zu uns in die Klinik. Auch wenn wir dann keinen Bedarf für eine stationäre Aufnahme sehen, können wir die Betroffenen beraten oder ihnen durch unsere Institutsambulanz doch recht schnell weiterhelfen.

In den neuen Bundesländern, besonders in Mecklenburg-Vorpommern und Sachsen-Anhalt, aber auch in ländlichen Regionen im Westen, gibt es eine deutliche Unterversorgung zu beklagen. Während in den Großstädten auf einen Arzt fast 14 000 Einwohner kommen, beträgt das Verhältnis auf dem Land 1:31 000.

Noch größeres Durchhaltevermögen wird Menschen abverlangt, die auf den Beginn einer Psychotherapie warten. Unter Umständen kann zwischen Anruf und Therapiebeginn bis zu einem halben Jahr vergehen. Das ist ein verheerendes Signal für alle, die trotz ihrer krankheitsbedingten Antriebslosigkeit Eigeninitiative bewiesen haben und dann doch buchstäblich vor verschlossener Tür stehen, weil keine freien Therapieplätze verfügbar sind.

Gerade bei akuten Erkrankungen können lange Wartezeiten verheerende Folgen haben. Man stelle sich nur einmal vor, man müsste sich bei starken Kniebeschwerden monatelang gedulden, bis man einen Termin beim Orthopäden bekäme. Die sich daraus ergebenden gesundheitlichen Beeinträchtigungen wären unzumutbar. Bei psychischen Störungen ist es nicht anders. Auch hier erhöht langes Warten auf die Behandlung das Risiko eines ungünstigen Verlaufs, der mit großem Leid für den einzelnen Betroffenen, aber auch mit zusätzlichen Kosten für das Gesundheitssystem und damit für die Allgemeinheit verbunden ist.

Die langen Wartezeiten riefen den Gesetzgeber auf den Plan. Seit April 2017 müssen auch ärztliche und psychologische Psychotherapeuten eine Akutsprechstunde mit bis zu sechs Gesprächen zu jeweils fünfundzwanzig Minuten anbieten. Die Wartezeit auf einen Praxistermin soll nur noch maximal vierzehn Tage betragen. Auf den ersten Blick steckt dahinter eine sinnvolle Idee: Ein Gespräch mit dem Fachmann kann eventuell schon die größte Not lindern. Möglicherweise stellt sich auch heraus, dass jemand gar keine Psychotherapie benötigt und ihm schon mit einem Coaching oder einem Entspannungskurs an der Volkshochschule geholfen wäre. Oder aber, im entgegengesetzten Fall, dass Eile geboten und ihm die ebenfalls neu geschaffene Möglichkeit einer Akuttherapie anzubieten ist, also einer Krisenintervention von höchstens vierundzwanzig Sitzungen à fünfundzwanzig Minuten.

Aber wenn nicht? Wenn der Patient dann doch eine regelhafte Kurzzeittherapie mit vierundzwanzig Gesprächen zu jeweils fünfzig Minuten benötigt? Oder gar eine Langzeittherapie? Dann heißt es für ihn nach diesen ersten, den Bedarf abklärenden Terminen weiterhin: warten. Denn Akutsprechstunde und Akuttherapie binden zeitliche Kapazitäten, die ärztliche und psychologische Psychotherapeuten an anderer Stelle, bei den regulären Therapiesitzungen, wieder einsparen müssen.

Das Ziel, allen Bürgern in Deutschland, wo immer sie auch wohnen, in psychischer Not qualifizierte Hilfe zu ermöglichen, lässt sich aus meiner Sicht nur durch eine überarbeitete Bedarfsplanung, durch eine ausreichende Finanzierung therapeutischer Gespräche bei niedergelassenen Psychiatern, gegebenenfalls durch eine Erhöhung der Kapazitäten und nicht zuletzt durch zusätzliche Anreize umsetzen, die Ärzte und Psychologen dazu bewegen können, auch in unterversorgten Gebieten eine Praxis zu eröffnen.

Vergütung

Fünfzig Euro. Das ist die durchschnittliche Summe, die ein niedergelassener Psychiater oder Nervenarzt für die Behandlung eines Menschen mit einer psychischen Erkrankung zur Verfügung hat – pro Quartal. Eine Unterfinanzierung, die eine intensive und fachgerechte Behandlung kaum zulässt. Schließlich handelt es sich bei der Psychiatrie, weitaus mehr als bei allen anderen medizinischen Disziplinen, um ein sprechendes Fach. Gespräche nehmen aber Zeit in Anspruch. Zeit, die mangels Vergütung oft fehlt.

Im Erstgespräch soll die Diagnose gestellt, der Patient über die Erkrankung und die Therapiemöglichkeiten aufgeklärt sowie ein Behandlungsplan erstellt werden. Geschieht das in der gebotenen Ausführlichkeit, bleiben für den Rest des Quartals gerade einmal zwei Termine von vielleicht je zwanzig Minuten übrig. In ihnen kann der Arzt die Wirkung der Medikamente überprüfen und ein Folgerezept ausstellen. Aber Zeit für ein Therapiegespräch, das seinen Namen wirklich verdient, weil es sich den störungsauslösenden Konflikt vornimmt oder die soziale Situation des Patienten beleuchtet, bleibt kaum. Von der Chance, auch mit Angehörigen reden und sie in den therapeutischen Prozess einbinden zu können, ganz zu schweigen.

Leider ist es so, dass die Maßnahmen der körperlichen Medizin – der Einsatz eines Röntgengeräts oder anderer Technik – von der Kassenärztlichen Vereinigung besser bezahlt werden als das Sprechen der niedergelassenen Psychiater. Das hat Folgen. Viele Psychiater orientieren sich um und bieten nur noch Psychotherapie an. Ungefähr neunzig Euro verdient ein Psychotherapeut – pro Sitzung. Er muss also weitaus weniger Patienten betreuen, um zu einer ähnlichen Bezahlung zu kommen wie sein Psychiater-Kollege. Entsprechend ausführlicher kann er sich jedem einzelnen Patienten widmen.

Der Großteil der Menschen mit psychischen Störungen wird jedoch, insbesondere in akuten Fällen, nach wie vor vom Hausarzt oder vom psychiatrischen Facharzt betreut. In den kommenden Jahren dürfte der ambulante Versorgungsbedarf sogar noch steigen, denn es ist davon auszugehen, dass sich immer mehr Menschen trauen werden, Hilfe in psychischen Krisen und bei Erkrankungen zu suchen. Ziel sollte es deshalb sein, die ambulante Behandlung durch den Psychiater oder durch ärztliche und psychologische Psychotherapeuten gegebenenfalls mit Maßnahmen der Soziotherapie oder der psychiatrischen Pflege zu intensivieren und so zeitnah anzubieten, dass Krankenhaus-Aufnahmen möglichst vermieden werden können.

Schon in den letzten zwei Jahrzehnten hat sich die Verweildauer von Patienten in psychiatrischen Kliniken immer mehr verkürzt. Blieb ein Patient 1990 noch durchschnittlich 69 Tage im Krankenhaus, waren es 2015 nur noch knapp 23 Tage. Ungefähr im selben Zeitraum stieg aber in den Kliniken die Zahl der Behandlungsfälle um fast fünfundsiebzig Prozent. Infolge dieser Leistungsverdichtung liegt deutschlandweit die Auslastung der Kliniken bei beinahe einhundert Prozent.

Seit 1991 ist jedoch das Vergütungssystem nicht mehr an die neuesten wissenschaftlichen Erkenntnisse und an die Empfehlungen der Leitlinien angepasst worden. Die Kliniken leiden unter mangelhafter Personalausstattung, und das gefährdet die Patienten-Versorgung mit intensiven Gesprächen und innovativen Therapieformen. Ein neues Finanzierungssystem, dessen endgültige Einführung für 2020 vorgesehen ist und das, so der Gesetzgeber, eine leistungsgerechtere Bezahlung und mehr Transparenz gewährleisten soll, sorgt aktuell für viel Verunsicherung. Ob es wirklich wie geplant dazu führen wird, dass die Kliniken leitlinienorientiert behandeln können, bleibt abzuwarten. Ebenso welche ökonomischen Anreize es für die Behandlung setzen wird. Fachgesellschaften, Verbände und Betroffene beobachten diesen Prozess jedenfalls sehr kritisch. Von seinem Ergebnis wird es in wesentlichem Maß abhängen, ob eine qualitativ hochwertige stationäre Behandlung für alle Menschen mit psychischen Erkrankungen im nächsten Jahrzehnt gesichert ist.

E-Health: Therapie übers Internet

Wenn ein Patient nicht zum Arzt kommen kann oder will, weil er aus Angst vor Stigmatisierung eine Behandlung scheut oder zu gebrechlich ist, um regelmäßig das Haus zu verlassen; wenn er stark im Alltag eingespannt ist; wenn sich keine Praxis in der Nähe findet oder wenn noch kein Therapieplatz frei ist, dann muss über neue Wege in der Versorgung nachgedacht werden. Aus Ländern mit viel Gegend und wenig Population wie beispielsweise Kanada oder Australien wissen wir um den Nutzen von Online-Programmen bei der Behandlung psychischer Störungen. Sie können dabei helfen, Versorgungslücken zu schließen. Wenn der Doktor ab und zu via Bildschirm nach dem Rechten schaut, Teile der Therapie per Mausklick erfolgen und unterstützende Programme jederzeit abrufbar sind, emanzipiert sich die Versorgung von einem festen Ort und von allzu strikten Zeitplänen. Wir warnen oft und meist mit Recht vor den negativen Folgen der Digitalisierung. Aber wir sollten umgekehrt auch ihr innovatives Potenzial erkennen, wenn es vorhanden ist, und es dann zum Wohl des Patienten nutzen.

Konstruieren wir ein Beispiel. Ein Mensch auf dem platten Land in Mecklenburg-Vorpommern ist erkrankt. Der nächste Psychiater oder Psychotherapeut praktiziert eine lange Autofahrt weit weg. Man kann ihn vielleicht ein- oder zweimal aufsuchen, auf keinen Fall aber jede Woche. Also findet in seiner Praxis nur das ausführliche Diagnosegespräch statt, anschließend geht der Patient mit dem Zugangscode für ein Onlineprogramm wieder nach Hause. Bis zum nächsten Besuch in drei Monaten wird das Internet zum Verbündeten bei der Therapie. Es ermöglicht Videosprechstunden und Mail-Kontakt mit dem Arzt, vermittelt auf geprüften Seiten wichtige Informationen zur Erkrankung und hält Aufgaben zur Stress- und Angstreduktion bereit. Doch ganz auf menschliche Betreuung muss der Patient nicht verzichten. Vor Ort hält eine psychiatrische Fachpflegekraft den Kontakt. Sie ist in Krisen erreichbar und stattet auch Hausbesuche ab. Nach einem Vierteljahr fährt der Patient wieder in die größere Stadt und erhält bei seinem Arzt ein ausführliches Feedback zum bisherigen Verlauf der Intervention.

Seit dem 1. April 2017 ist es Ärzten in Deutschland erlaubt, Videosprechstunden anzubieten. Notwendig war dafür die Lockerung des Fernbehandlungsverbots in der ärztlichen Berufsordnung. Erlaubt sind nun online erfolgende Kontrollen des Behandlungsverlaufs. Einige meiner Kollegen sehen diese Entwicklung mit Skepsis, sie halten sogar die wichtige Arzt-Patienten-Beziehung für gefährdet. Sicher ist es notwendig, die Risiken beim Einsatz einer neuen Technik genau abzuwägen. Doch kein Arzt wird durch E-Health überflüssig. Nicht beim Stellen der Diagnose, nicht beim Durchführen einer längerfristigen Psychotherapie und erst recht nicht bei der Behandlung von schweren psychischen Erkrankungen. Vielmehr sollten wir uns über die zusätzlichen Möglichkeiten freuen, die uns die Technik an die Hand gibt, Menschen zu helfen.

Einige internationale Studien haben bereits die positive Wirkung von Online-Programmen nachgewiesen, speziell bei der Behandlung von Angst- und Depressionspatienten. Offenbar wird diese Art der Kommunikation von den Usern als überraschend intim und nah eingestuft. Sogar im Vergleich mit einer normalen Psychotherapie konnten sich die neuen Methoden behaupten. Gute Effekte erzielte beispielsweise das kostenlos angebotene, von der AOK aus Australien importierte *Mood GYM*, ein Online-Selbsthilfeprogramm, das Depressionen vorbeugen und depressive Symptome verringern soll. Noch weitaus besser schnitten interaktive Programme ab, die eine therapeutische Betreuung des Patienten durch Mail oder Chat sicherstellen.

Noch fehlen verbindliche Qualitätsstandards im zunehmend boomenden E-Health-Markt. Es sollte nicht dem jeweiligen Start-up-Unternehmen allein überlassen bleiben, die Qualität der Programme zu sichern und für ausreichend Datenschutz zu sorgen. Auch wer eine Videosprechstunde leiten darf und was bei einer akuten Krise des Patienten passiert, sollte genauen Regeln unterliegen. Abrechnung und Finanzierung müssen ebenfalls noch geklärt werden. Aber das wird passieren. Die Niederlande haben es uns vorgemacht. Dort kommen die Krankenkassen bereits für die Kosten von Online-Therapien auf.

Kompliziertes Versorgungssystem

Nur jeder Vierte, bei dem eine psychische Störung diagnostiziert wird, findet den Weg zu einem Facharzt. Das liegt nicht nur an individuellen Versäumnissen. Schuld daran sind auch strukturelle Defizite. Das Versorgungssystem in Deutschland ist in seiner Aufsplitterung selbst von Spezialisten kaum noch zu überschauen. Es gibt ambulante Ärzte und Psychologen, Kliniken mit stationärem, teilstationärem und ambulantem Angebot, Reha-Einrichtungen sowie Maßnahmen zur Unterstützung beim Wohnen und Leben. Viele Angebote – viele unterschiedliche Leistungserbringer und Kostenträger. Jeder sorgt in seinem Bereich für gute Arbeit, eine wirkliche Vernetzung der Angebote gibt es aber kaum. Der Patient droht zwischen den Schnittstellen der Sektoren verloren zu gehen.

Die niedergelassenen Ärzte und Psychologen werden von der Kassenärztlichen Vereinigung bezahlt. Für die ambulante Beratung und Betreuung beim Wohnen und Arbeiten kommen jedoch die Sozialhilfeträger und die Kommunen auf. Dann gibt es Akut-Kliniken wie das Alexianer St. Joseph-Krankenhaus, für sie sind die Krankenkassen zuständig, nicht aber für die Reha-Kliniken, denn die werden von den Rentenversicherungsträgern bezahlt. Eine Komplexität, von der so mancher Patient, der schon einmal einen Antrag auf die Finanzierung seiner Behandlung stellen musste, ein Lied singen kann. Nie findet man auf Anhieb den richtigen Ansprechpartner, immer ist jemand anderes zuständig. Eine Kommunikation der Leistungserbringer untereinander scheint nicht in ausreichendem Maß stattzufinden.

So kann es auf Dauer nicht bleiben. Innerhalb des Versorgungssystems muss es zu wirklichen Kooperationen kommen. Ressourcen müssen gerechter verteilt und unsinnige Doppelangebote vermieden werden. Keine leichte Aufgabe, denn es geht wie immer in solchen Fällen gegen Partialinteressen und Besitzstandswahrung. Hier ist die Politik gefragt. Sie muss Vorgaben machen, vielleicht finanzielle Anreize schaffen, vielleicht aber auch etwas Zwang ausüben, jedoch ohne dass die Reise in Richtung Staatsmedizin geht.

Ende Februar 2017 war ich zusammen mit 120 anderen internationalen Kollegen zum 3. Internationalen Deutschlandforum ins Kanzleramt eingeladen. Es stand unter dem Motto »Was Menschen wichtig ist – Globale Gesundheit und Innovation«. Vier Schwerpunkte sollten diskutiert werden, einer davon beschäftigte sich mit der Frage, wie Gesellschaften zu einem besseren Verständnis und Umgang mit psychischer Gesundheit kommen können. Dieser Slot zielte auf Anti-Stigma-Kampagnen ab, ein überaus wichtiges Thema, denn in manchen Ländern leiden Menschen mit psychischen Störungen in einem Ausmaß unter Ausgrenzung und Diskriminierung, das wir uns hierzulande kaum vorstellen können.

Aber einige Kollegen und ich wollten uns die Chance nicht entgehen lassen und noch ein wenig größer denken. Wahre Anti-Stigma-Arbeit umfasst nicht nur Aktionen zur Akzeptanz psychisch Erkrankter, sondern die ganze Palette ihrer Behandlung, von der Prävention bis zur Nachsorge. Tatsächlich drangen wir mit unserem Vorstoß durch. Die Notwendigkeit einer umfassenden Bestandserhebung des Versorgungssystems für psychisch erkrankte Menschen in Deutschland wurde erkannt. Auf ihrer Basis kann dann in einer gemeinsamen Aktion von Gesundheitsministerium, Leistungserbringern, Fachgesellschaften und Kostenträgern nach neuen Wegen verbindlicher Kooperation gesucht werden. Wie bekommt man es hin, dass ein Patient möglichst früh behandelt wird und dann auch im System verbleibt, ohne sich im Zuständigkeitsdschungel zu verirren? Wie lässt sich die Versorgung besser strukturieren und wie kann man die einzelnen Angebote so miteinander verbinden, dass die Patienten auch wirklich davon profitieren und zum Beispiel nicht mehr so lange auf einen Therapieplatz warten müssen? Und welche Maßnahmen müssen dazu ergriffen werden?

Alles beginnt mit der Prävention. Sie steht am Anfang der Kette und verdient es daher, ebenfalls stärker in den Mittelpunkt zu rücken. Denn am besten für alle Beteiligten, ob Politik, Kostenträger, Arbeitgeber oder Angehörige, ist es natürlich, wenn so wenig Menschen wie möglich an psychischen Störungen erkranken.

Prävention und Gesundheitsförderung

Morgens, wenn ich zur Klinik fahre, an einer Ampel halten muss und die Glaskästen sehe, in denen die Werbeplakate nach oben geschoben werden, sich einen Moment dem Betrachter darbieten und dann wieder verschwinden, habe ich stets denselben Gedanken. Ich stelle mir vor, auf diesem Plakat vor mir wäre kein Erfrischungsgetränk, kein Smartphone und auch kein Unterwäschemodel zu sehen, sondern eine prominente Persönlichkeit, die dem Betrachter direkt ins Auge blickt und dabei bekennt: »Ja, ich hatte Angst. Aber jetzt geht es mir wieder gut, und ich passe auf, dass das auch so bleibt.« Oder: »Ja, ich war depressiv. Aber ich bin da rausgekommen, und ich erzähle dir jetzt mal, worauf du in deinem Leben achten solltest, damit du erst gar nicht krank wirst.« Sodass die Menschen erstaunt innehalten würden und denken: Was, *der* hatte das? Moment mal, *die* war davon betroffen?

Eine Aufklärungskampagne ohne erhobenen Zeigefinger, ein Outing nicht des Krankseins, sondern der Genesung. Denn das wäre ja die Botschaft – dass da jemand, den viele kennen und mögen und mit dem sie sich identifizieren können, erklärt: Ja, mir ging es nicht gut, und das war schlimm. Aber ich habe Hilfe gesucht und auch bekommen, und jetzt kann ich wieder mein Leben führen, wie ich es mir wünsche, auch weil ich versuche, ein paar Dinge anders zu machen als früher. Und du kannst das auch.

Mit einer solchen Plakataktion ließen sich nicht nur Vorurteile über Menschen mit psychischen Störungen abbauen. Sie wäre auch ein Beitrag zur »universalen Prävention«. So bezeichnet das American Institute of Medicine (IOM) Vorsorgemaßnahmen, die keine bestimmte Bevölkerungsgruppe im Blick haben, sondern sich an alle Menschen wenden. Man kenne diese Art der Gesundheitsförderung vor allem in Zusammenhang mit körperlichen

Erkrankungen und Risiken: »Gib AIDS keine Chance!«, »Deutschland sucht den Impfpass«, »Trimm Dich – durch Sport«, »Zähneputzen nicht vergessen!« oder, ein Beispiel aus der Zeit vor der Anschnallpflicht im Pkw: »Erst gurten – dann starten!« Jeder Slogan verkündet: Es gibt Möglichkeiten, sich vor einer Ansteckung, einer Erkrankung oder einem Unfall zu schützen. Die einprägsame Losung ebnet der Verbreitung zusätzlicher Informationen den Weg.

Sieht man von den zahlreichen Kampagnen gegen Alkohol- oder Drogenmissbrauch einmal ab, steckt die universale Prävention im Bereich der psychischen Störungen noch in den Kinderschuhen. Das sollte sich dringend ändern. So viele Menschen haben schon begriffen, wie sehr ihr körperliches Wohlbefinden von regelmäßiger Bewegung und einer einigermaßen gesunden Ernährung profitieren kann. Sie gehen joggen, suchen nach Feierabend ein Fitness-Studio auf, studieren Kochbücher und besuchen Food-Messen. Aber was sie für ihre psychische Gesundheit tun können, wissen die meisten nicht.

Es wäre Sache auch des Schulunterrichts, für mehr Aufklärung zu sorgen. Vereinzelt kooperieren Schulen schon mit psychiatrischen Kliniken. Im Rahmen von Projekttagen besuchen ehemalige Patienten den Unterricht. Sie stellen sich vor die Klasse und geben Auskunft. Wenn ein junger Mann von vielleicht neunzehn Jahren erzählt, zwei Jahre zuvor an einer Depression erkrankt zu sein, kann in Sachen Anschaulichkeit die auch noch so ausgefeilte Powerpoint-Präsentation nicht mithalten. Die Schüler bekommen Informationen zum Krankheitsverlauf und zur

Therapie aus erster Hand. Und sie erkennen, dass man wieder ganz gesund werden kann. Gleichzeitig lernen sie, wie sie psychischen Störungen vorbeugen können und worauf es sich zu achten lohnt, um im Alltag nicht zu sehr unter Druck zu geraten.

Psychische Gesundheit ist die geglückte Balance zwischen den Faktoren, die mich schützen, und denen, die mich belasten. Eine Wippe in der Waagerechten, ein Gleichgewicht, das trägt. Wenn die Belastungsfaktoren zunehmen, ist die Harmonie zwar gestört, aber noch einige Zeit können die Ressourcen, die ich habe, mich davor bewahren zu stürzen. Erst wenn meine Kräfte schwinden, weil die Belastung größer ist, als ich zu tragen vermag, kippt die Balance. Dann laufe ich Gefahr, eine psychische Erkrankung zu entwickeln. Mittlerweile fördern diverse Krankenkassen Präventionskurse zum individuellen Stress- und Zeitmanagement, zur Vermeidung von Burn-out und Depression oder zur richtigen Ernährung, um einer Essstörung vorzubeugen. Darüber hinaus zielen zahlreiche Internetprogramme auf die Gesundheitsförderung auch im psychischen Bereich ab.

Wie lässt sich die Wippe im Gleichgewicht halten? Was kann ich tun, damit die Belastung nicht das gesunde Maß überschreitet? Die Ratschläge, die ich geben kann, sind ganz simpel. Vielleicht erscheinen sie banal. Aber das heißt ja nur, dass wir im Grunde alle wissen, was uns guttut, dass wir uns aber viel zu oft außerstande sehen, unser Wissen auch wirklich zu beherzigen.

Plädoyer für Muße

Chronischer Stress ist ein Risikofaktor für psychische Erkrankungen, besonders für Angststörungen und Depression. Es ist daher wichtig, seine ganz persönliche Stressachse im Blick zu behalten und auf Frühwarnsymptome zu achten, die auf eine Überlastung hindeuten können: Schlaflosigkeit, Konzentrationsmängel, häufige Erkältungen, das Gefühl, nicht abschalten zu können, oder eine zunehmend gereizte Grundstimmung. Spätestens dann sollte man innehalten, sich seinen Lebens- und Arbeitsrhythmus einmal genauer ansehen und ihn gegebenenfalls auch umstellen.

Noch der Ehrgeizigste stößt irgendwann an seine Grenzen. Mehr noch, er gefährdet seine Leistungsfähigkeit gerade, indem er sich zu viel auflädt und Entspannung als Schwäche missversteht. Aber für zeitliche Freiräume zu sorgen ist keine Flucht vor der Verantwortung im Job oder in der Familie, sondern einfach nur klug. Vom Kirchenlehrer Franz von Sales ist der Satz überliefert: »Nimm dir jeden Tag eine halbe Stunde Zeit zum Gebet – außer wenn du viel zu tun hast, dann nimm dir eine Stunde Zeit.« Daran ist viel Wahres.

Viel hängt also von einer stabilen Work-Life-Balance ab. Doch die gelingt nicht dem, der noch an die Freizeit mit Ehrgeiz herangeht. Im Mittelpunkt sollte stets die Frage stehen: Was tut mir gut? Und nicht: Wie kann ich die freie Zeit noch besser nutzen? Eine Liste mit lange schon aufgeschobenen Dingen abzuarbeiten schafft keine Entspannung. Abschalten und sich gleichzeitig unter Druck setzen, das passt nicht zusammen.

Ich plädiere stattdessen für ein gelegentliches bewusstes Nichtstun. Fürs Loslassen, Tagträumen und das Wertschätzen von Ereignislosigkeit. In der Antike galt die Muße als Bestandteil der Lebenskunst. Heute liefert uns auch die moderne Hirnforschung gute Gründe dafür, die Gedanken schweifen zu lassen. Immer, wenn wir uns auf keine bestimmte Tätigkeit konzentrieren müssen, schaltet das Gehirn in den Default-Modus. Dabei handelt es sich um eine Art Basisfunktion, die mit »Leerlauf« nur unzureichend beschrieben ist. Denn es geschieht nicht nichts, wenn wir abschalten, sondern ganz viel. Das Gehirn findet die Zeit, sich mit sich selbst zu beschäftigen. Wie ein braver Bibliothekar speichert es Erinnerungen ab, katalogisiert aufgenommene Informationen, verinnerlicht Erlebtes und schafft dadurch Platz für neue Eindrücke.

Der Default-Modus hilft uns dabei, gesund zu bleiben. Wir sollten Sorge dafür tragen, dass unser Gehirn zu seinem Recht kommt. Das schaffen wir, indem wir uns Zeiten der Muße gönnen. Momente, in denen die Gedanken einfach kommen und gehen und wir keine Anstrengung unternehmen, auch nur einen von ihnen festzuhalten. Oder wie es Loriots Knollennasenmännchen so unnachahmlich formulierte: Ich will einfach nur hier sitzen.

Wir tun uns schwer damit, scheinbar ereignislose Zeit auszuhalten. Selbst in der Freizeit sind wir fast immer auf der Suche nach etwas, das uns beschäftigt, ablenkt oder fasziniert. Die Reize müssen von außen kommen, denn wir schaffen es nicht mehr, sie selbst zu erzeugen. Als wir Kinder waren, konnten wir das noch. Wir fuhren mit unseren Eltern in den großen Ferien drei Wochen an die Nordsee. Kurz nach der Ankunft wären wir am liebsten schon wieder umgekehrt. Alles erschien uns langweilig. Doch es wurde uns gesagt: Wir bleiben hier. Und auf einmal, vielleicht schon am nächsten Tag, entdeckten wir, dass die Langeweile die Voraussetzung dafür gewesen war, Neues zu entdecken. Neue Beschäftigungen, neue Spiele, neue Gedanken. Auf einmal entdeckten wir die Möglichkeiten im Bestehenden, und aus leerer wurde erfüllte Zeit, weil wir sie selbst zu gestalten wussten.

Heute, da wir diese Fähigkeit verloren zu haben scheinen, da wir zum Tablet greifen, wenn wir auch nur in die Nähe von Untätigkeit gelangen, wäre es gut, sich ab und an zu fragen: Wie habe ich das früher eigentlich gemacht, dass ich mich über Stunden so gut beschäftigen konnte, selbstvergessen aufging in meinem Tun? Ganz sicher nicht, indem ich teure Angebote der Freizeitindustrie nutzte. Ich wusste ganz einfach um das Glück der Muße. Auch wenn ich es noch nicht benennen konnte.

Einmal Hygge und zurück

Neulich sah ich das *heute-journal*. Ich hatte den ganzen Tag nichts von den Nachrichten mitbekommen, deshalb schaltete ich am Abend noch den Fernseher ein. Die Sendung begann mit einer gemeinsamen Militärübung der USA und Südkoreas unmittelbar vor der Küste Nordkoreas. Truppenaufmärsche, Waffenarsenale, Machtdemonstrationen. Dazwischen: Reden des amerikanischen Präsidenten und seines nordkoreanischen Gegenspielers. Die beiden wirkten wie Zwillinge in ihrer bizarren Selbstdarstellung und Hybris. Der nächste Beitrag befasste sich mit Afghanistan. Man erfuhr, dass wohl erst im Jahr 2100 alle Minen, die sich dort im Boden befinden, entdeckt und entschärft sind. Weiter ging es mit einem Bericht über eine getötete Journalistin in Moskau.

Die Nachrichten summierten sich zu einem Panorama des Schreckens, und ich dachte: Fehlte mir der Halt in meinem Leben, wäre ich nicht einigermaßen stabil in meinem Denken und Fühlen, würde mich so eine Aneinanderreihung von Grausamkeiten und Absurditäten komplett aus der Bahn werfen. Als gesunder, reifer Mensch mit funktionierenden Abwehrmechanismen lernt man zu verdrängen. Man weiß um das Schreckliche, aber lässt es nicht zu dicht an sich heran, um überhaupt normal weiterleben zu können. Menschen, die an einer Psychose erkrankt sind, können das nicht. Ihnen rückt alles permanent viel zu nah, sie schaffen es nicht, sich von der katastrophischen Sicht auf die Dinge zu lösen.

Vielleicht ist daher ein vorübergehender Rückzug aus der Welt, ein bewusster Eskapismus auf Zeit, nicht die schlechteste Reaktion. Man kann Atem holen und sich anschließend wieder den Herausforderungen des Lebens stellen. Seit einiger Zeit hat das aus Dänemark stammende Phänomen »Hygge« auch Deutschland erreicht. Hygge, so kann man in zahlreichen Büchern und mittlerweile sogar auch in einer monothematischen Zeitschrift nachlesen, bezeichnet eine bestimmte Art entschleunigter Lebensführung. Die Anleitung zum Hygge-Sein umfasst Punkte wie: sich wohlfühlen, zusammen sein, gelassen bleiben, Werte schätzen oder im Jetzt leben. Erst aber, wenn diese Maximen ins Lebenspraktische übersetzt werden, kommt man Hygge wirklich auf die Spur. Dann betritt man nämlich eine Welt, in der alles kuschelig ist und Gemütlichkeit atmet. Unentwegt brennen Kerzen, wird heißer Kakao getrunken, werden Sonntage im mit Kissen übersäten Bett verbracht, kommen die Kinder mit schmutzigen Füßen vom Spielen nach Hause, steht selbstgebackener Blaubeerkuchen auf dem naturbelassenen Holztisch, laden sich Familien gegenseitig zum Ausprobieren neuer Kochrezepte ein und verbringen im Sommer den Skandinavien-Urlaub zusammen.

Im Hygge-Universum gibt es keine schlechten Nachrichten. Niemand hat Sorgen, niemand hegt Zorn, niemand hat Geldprobleme, niemand ist einsam. Ein Bullerbü für Erwachsene. Eine Flucht ins Überschaubare, die die Angst vor dem unübersichtlichen Draußen nimmt. Darin liegt der tiefere Sinn von Hygge. So ein Ausklinken aus dem schlechten Jetzt kann durchaus heilsam sein. Man muss sich nicht immer den Kopf über alle Scheußlichkeiten der Welt zerbrechen. Hin und wieder tut es gut, sich davonzustehlen und zu sagen: genug für heute. Kerzen anzünden, Wollsocken anziehen, Hände an der Kaffeetasse wärmen. Warum nicht.

Problematisch wird es nur, wenn man den Weg nicht mehr zurückfindet und sich in der Behaglichkeit häuslich einrichtet. Dann verliert man irgendwann die Kraft, sich den Problemen, die ja nicht weniger werden, zu stellen.

Auch hier gilt wieder das Prinzip der Balance. Man muss für ein Gleichgewicht sorgen zwischen dem Rückzug aus der Realität und der Begegnung mit ihr.

Wie soll man damit umgehen, wenn einen der Fernseher oder das Internet mit der Horrornachricht eines Terroranschlags überfällt, wollen die Leute manchmal wissen. Wie kann man trotz allem einigermaßen unbesorgt weiterleben? Generell lässt sich sagen: Alleine klappt das weniger gut als in Gesellschaft. Sich auszutauschen ist wichtig. Im Gespräch in der Familie, mit Freunden oder am Arbeitsplatz merkt man, dass man nicht der Einzige ist, der Angst hat. Allein schon durch den Dialog entstehen neue Aspekte, die einem vielleicht bei der Einordnung und der Bewältigung der Geschehnisse ein wenig helfen können.

So grausam es klingen mag – nach und nach tritt ein Gewöhnungseffekt ein, und zwar gerade, indem man nicht verdrängt, sondern sich mit dem Schrecken auseinandersetzt. Der zweite Terroranschlag nimmt uns weniger mit als der erste und der dritte weniger als der zweite. So sind wir Menschen eben gestrickt. Wir schaffen es, auch das Schreckliche in unser Leben zu integrieren. Das geschieht nicht aus Kälte oder Gleichgültigkeit, sondern aus Selbstschutz, um weitermachen zu können. Und das gelingt uns umso besser, je gefestigter wir sind. Wen der Stress ohnehin schon fest im Griff hat, der verliert bei einer Schreckensnachricht leichter den Halt als jemand, der Vorsorge für seine seelische Gesundheit trägt.

Mehr Licht

»Herr, es ist Zeit«, so hebt Rilkes berühmtes Gedicht *Herbsttag* an. Der Herbst mit seinen wieder kühlen Morgen und der noch ungewohnt früh einbrechenden Abenddämmerung markiert für viele Menschen den Beginn einer ungeliebten Zeit. Sie reagieren mit Energieverlust und Antriebslosigkeit auf die sich mehr und mehr verdunkelnden Tage. Ihr Elan lässt nach und die nahende Vollendung des Jahreskreises stimmt sie melancholisch.

Es ist, als würden sich Körper und Geist auf einen Winterschlaf vorbereiten. So ist es im Grunde ja auch. Die Stimmungsveränderung im Herbst verweist auf ein vor Ewigkeiten ganz natürliches Verhalten. Unsere Ahnen zogen sich in Zeiten des abnehmenden Lichts in ihre Höhlen zurück und warteten, meist schlafend, das Ende des Winters ab, nicht ohne sich vorher noch ein bisschen Speck angefuttert zu haben. Sie lebten in einer Weise nach dem Rhythmus der Jahreszeiten, wie es uns heute nicht mehr möglich ist, obwohl wir, was die Reaktion unserer Körper betrifft, noch immer sind wie sie.

In den kalten Monaten verlassen wir morgens bei Dunkelheit das Haus. Tagsüber, während wir uns in Innenräumen aufhalten, kämpft die Helligkeit draußen oft vergeblich gegen das dichte Grau, und bei unserer Rückkehr nach Hause hat, obwohl es erst 18 Uhr ist, die Nacht schon begonnen. Nehmen wir nur wenig Licht über unseren Sehnerv auf, kann es auch nicht in die Zirbeldrüse gelangen. Dann kommt es dort zur verstärkten Bildung des Schlafhormons Melatonin, die auf Kosten des wiederum als Glückshormon bekannten Serotonins erfolgt. Melatonin statt Serotonin also. Oder anders: Müdigkeit statt Fröhlichkeit. Wir könnten ständig nur schlafen, und wenn wir wach sind, haben wir Hunger, vor allem auf Kohlenhydrate und damit auf Süßigkeiten. Der Körper sorgt wie vor Urzeiten dafür, dass wir den Winterschlaf auch überleben.

Das alles ist nicht schlimm und schon gar keine Störung. Wir sollten versuchen, wieder mehr dem zu folgen, was die Jahreszeiten uns vorgeben. Zum Herbst gehören Melancholie und ein Bedürfnis nach Ruhe nun einmal dazu. Rilke nennt in seinem Gedicht nicht ohne Grund das Lesen und das Schreiben langer Briefe als ideale Beschäftigungen in der dunklen Zeit. Wir sollten, anstatt uns darüber zu grämen, dass uns manchmal der Schwung fehlt, es eher genießen, dass wir nicht mehr so aktiv sein müssen wie im Sommer und ab und zu auch einfach mal faul daheimbleiben können.

Für eine kleine Zahl von Menschen – man schätzt zwei bis fünf Prozent der Bevölkerung, darunter mehr Frauen als Männer – wächst sich jedoch der Herbst- und Winterblues regelmäßig zu einer saisonal abhängigen Depression aus. Ihre Niedergeschlagenheit geht weit über milde Schwermut hinaus, ihr Mangel an Antrieb beeinträchtigt sie in ihrem Alltag. Nie fühlen sie sich nach dem Aufwachen wirklich ausgeruht, auch wenn sie noch so lange geschlafen haben. Hält dieser Zustand länger als vierzehn Tage an, sollte der Hausarzt aufgesucht werden. Gut möglich, dass er dann vor allem eines verschreibt: Licht. Noch das trübste Tageslicht kann die Herstellung von Melatonin und damit die Freudlosigkeit hemmen, vorausgesetzt, man gibt dem Auge die Chance, es bei einem Spaziergang auch wahrzunehmen.

Verhindert die Arbeit den Gang nach draußen, kann künstliches Licht die Helligkeit des Tages simulieren und dadurch stimmungsaufhellend wirken. Dazu reicht es aber nicht, einfach eine Stehlampe anzuknipsen. Es müssen schon stärkere Geschütze aufgefahren werden, richtige Lichtduschen von mindestens 3000 Lux. In den psychiatrischen Kliniken gibt es Räume, in denen große Lichtanlagen aufgebaut sind; für den Schreibtisch tun es zur Not auch handliche Strahler, wie sie in den nordischen Ländern, die noch mit viel größerer Dunkelheit zu kämpfen haben, zur Grundausstattung der Büros gehören.

Damit das Licht seine Wirkung entfalten kann, muss man direkt hineinschauen. Für die Augen ist das vollkommen ungefährlich, denn alles, was ihnen schädlich werden könnte, wird durch einen Filter vom Kontakt mit der Netzhaut abgehalten. Eine Stunde am Tag, und zwar am besten morgens, sollte man sich regelmäßig vor so eine Lampe setzen. Aber es genügt, pro Minute nur für jeweils einige Sekunden ins Licht zu sehen. Den Rest der Zeit kann man arbeiten, Zeitung lesen oder Gymnastik machen. Nach ein bis zwei Wochen tritt dann zumeist eine spürbare Besserung der Symptome ein.

Einen Haken gibt es indes. Die Behandlung mit Licht sollte den ganzen Winter über fortgeführt werden. Man kann Helligkeit nicht auf Vorrat aufnehmen, daher muss man schon von November bis März durchhalten. Im Frühjahr klingen die Beschwerden dann von selbst wieder ab, denn mit den wärmeren Temperaturen und den längeren Tagen balanciert sich im Gehirn auch das Verhältnis der Botenstoffe neu aus. Das Serotonin übernimmt den Staffelstab vom Melatonin. Die Blutgefäße der Haut weiten sich, was wir manchmal an einem niedrigeren Blutdruck merken. Auch diese Umstellungen können dem Körper für kurze Zeit zu schaffen machen. Wir haben ein erhöhtes Schlafbedürfnis, sind ein bisschen gereizt, und Schwindel oder Kreislaufprobleme setzen uns zu. Wir sind frühjahrsmüde. Zum Glück meist nur für wenige Tage. Dann kehrt Zuversicht in unser Leben zurück, und das Gefühl, mit dem Frühling auch selbst neu anfangen zu können, stellt sich ein.

Spiritualität als Ressource

Manche Bücher begleiten einen über sehr lange Zeit. Sie sind Wegzehrung auf schwierigen Etappen und Kompass, wenn man fürchtet, vom Weg abzukommen. Solch ein Buch war und ist für mich das kleine Kompendium *Exerzitien für den Alltag* des Benediktinermönches Anselm Grün. Die im Buch versammelten Anleitungen zur Meditation sollen dabei helfen, »den Alltag«, so Grün, »aus einer spirituellen Quelle heraus zu bewältigen«. Dabei verbinden sich Gebet, geistliche Übung und die Lektüre kurzer Bibeltexte mit psychotherapeutischen Interventionen.

Eine im Buch vorgeschlagene Übung wende ich selbst gerne an, nämlich das Aufmalen des eigenen Lebenshauses, samt allen Zimmern, Fluren und dunklen Ecken. In welchen Räumen würde man die Familie und die Freunde platzieren? Ganz oben unterm Dach? Aber was befindet sich dann im Erdgeschoss? Was sieht ein Besucher als Erstes, wenn er einen kennenlernt und zur Tür hereinkommt? Den Beruf? Die Alltagsprobleme? Und was fristet im Keller sein Dasein, dort, wo es immer muffig und kalt ist und wohin man nie jemanden mitnehmen würde, weil man den Anblick des Weggesperrten, Verdrängten und vor aller Welt Verborgenen selbst kaum ertragen kann?

Grüns Buch demonstriert eine gelungene Verknüpfung von psychotherapeutischen Inhalten und Religiosität beziehungsweise Spiritualität, wie sie sich in den vergangenen Jahren auch zunehmend in der deutschen Psychiatrie und Psychotherapie beobachten lässt. Manche Kollegen sprechen sogar von einem regelrechten *spiritual turn*. Anlass dafür boten zahlreiche Studien aus den USA, die belegen, dass ein positiver Glaube und eine haltgebende Spiritualität sowohl bei physischen wie auch bei psychischen Erkrankungen zur Genesung beitragen können.

Sicher lassen sich die amerikanischen Ergebnisse nicht bruchlos auf deutsche Verhältnisse übertragen. Unsere Gesellschaft ist weitaus stärker säkular geprägt. Dennoch tut sicher auch hierzulande die Medizin gut daran, die wichtige Rolle, die Religiosität und Spiritualität bei der menschlichen Suche nach Sinn spielen, zu berücksichtigen. Besonders in Zeiten von Krise und Krankheit richtet sich der Blick auf etwas, das möglicherweise über das mit den Sinnen Erfahrbare hinausgeht.

Die Psychiatrie mit ihrem streng wissenschaftlichen Hintergrund hat sich lange schwer damit getan, Glaubensüberzeugungen und spirituelle Haltungen in den Behandlungsprozess mit einzubeziehen. Jetzt erwarten es einige Patienten sogar, dass das geschieht. Daher fragen wir bei der Anamnese auch nach den existenziellen Grundhaltungen des Einzelnen. Religiosität und Spiritualität können Ressourcen sein, auf die es sich während der Therapie zurückzugreifen lohnt. Natürlich ohne die Sphären zu vermischen. Aber beispielsweise kann die Zusammenarbeit mit Klinik-Seelsorgern gewährleisten, dass die religiös oder spirituell motivierten Bewältigungsstrategien des Patienten Berücksichtigung finden.

Immer wieder erleben wir es, dass unser Seelsorger-Team auch Patienten erreicht, die sich selbst nie als religiös bezeichnen würden, die sich aber doch mit Fragen auseinandersetzen wie: Warum ist mir diese Krankheit passiert und warum gerade jetzt? An welchem Punkt in meinem Leben stehe ich? Woher soll ich die Kraft nehmen, wieder gesund zu werden? Woran glaube ich eigentlich? Wird alles mit meinem Tod zu Ende sein?

Antworten darauf finden manche Menschen in der Liebe, andere in der Kunst oder in der Philosophie und wieder andere im Glauben. Als positiv verstärkende Ressource bei der Bewältigung der Krankheit kann insbesondere ein intrinsischer, also ein nicht nur gehorchender, sondern verinnerlichter Glaube von Nutzen sein, der die Überzeugung verleiht: Ich bin ein gottgewolltes Kind und kann mich auf den schützenden Vater verlassen. Er hält seine Hand über mich. Ich habe Vertrauen, und alles wird sich fügen.

Momente der Dankbarkeit

Damit ich mich als Psychiaterin auf eventuelle religiöse oder spirituelle Grundhaltungen eines Patienten einlassen kann, muss ich meine eigenen Überzeugungen und Werte genau kennen. Ich muss wissen, was mir wichtig ist, woran ich selbst glaube oder auch nicht glaube, wenn das Gespräch existenzielle Dinge berührt. Dazu bedarf es der Selbsterfahrung: Wie ist meine Lebensgeschichte verlaufen? Was hat mich geprägt? Wie sieht mein Menschenbild aus?

Der Wunsch, anderen Menschen helfen zu können, der erstmals aufkam, als ich meine Mutter während eines Asthma-Anfalls erlebte, hat mich nie verlassen. Und das »Man sieht nur mit dem Herzen gut« aus dem *Kleinen Prinzen* half mir dabei, das Versprechen zu halten, das ich mir einmal selbst gegeben hatte: respektvoll mit den Menschen umzugehen, einfühlsam und wertschätzend. Alles dafür zu tun, nicht abzustumpfen.

Im Herbst 2017 verbrachte ich zusammen mit drei Kollegen einige Tage der Einkehr in einem Kloster bei Stuttgart. Es ist wichtig, sich ab und zu ganz auf sich selbst zu besinnen. Im Alltag lassen wir oft zu viel Unwichtiges und Störendes in jenen Raum unseres Lebenshauses, der doch nur uns allein gehören sollte, weil er unsere ureigenen Grundsätze und Gewissheiten enthält. Dann braucht es Momente des Innehaltens, in denen einem wieder klar werden kann, von welchem Punkt man einmal losgelaufen ist und in welche Richtung man möchte.

Während der Rüstzeit im Kloster wurden wir dazu aufgefordert, eine Losung aus dem Neuen Testament zu ziehen. Ich erwischte einen Satz aus dem Lukas-Evangelium: »Wem viel gegeben ist, bei dem wird man viel suchen; und wem viel anvertraut ist, von dem wird man umso mehr fordern.« Erst dachte ich: Du lieber Himmel! War ich nicht extra ins Kloster gefahren, um ein wenig von den alltäglichen Belastungen loszuwerden? Und jetzt schien mir diese Losung schon wieder neuen Druck aufzubauen!

Erst nach einiger Zeit ging mir auf, dass man die Zeilen auch ganz anders lesen kann, als Aufforderung zur Dankbarkeit. Wir alle haben oft Grund, dankbar zu sein. Für das, was uns die Eltern mit auf den Weg gegeben haben. Für das, was uns geschenkt worden ist im Laufe unseres Lebens. Für das Gelungene, Beschützende, Freundliche, das uns auch dann, wenn die Nacht am tiefsten ist, doch wieder weitermachen lässt. Wir sollten auf das, was uns anvertraut wurde, gut achtgeben. Es kann uns dabei helfen, gesund zu bleiben und ohne Angst dem Kommenden entgegenzusehen.

Anhang

Dank

Mein großer Dank gilt Kathrin Liedtke vom Berlin Verlag, die nicht nur die Idee zu diesem Buch hatte, sondern auch seine Entstehung mit Enthusiasmus begleitete.

Oliver Kobold danke ich ganz besonders. In unseren vielen Gesprächen gab er kenntnisreich und sensibel Impulse und hat anschließend das Erzählte einfühlsam in Worte gefasst.

Dank gebührt auch Antonia Hohe, die mit großer Geduld beim Korrigieren des Textes geholfen hat.

Zu großem Dank verpflichtet bin ich den Mitarbeitern des Alexianer St. Joseph-Krankenhauses, die mit hoher Professionalität und vor allem menschlicher Einfühlung unsere Patienten betreuen.

Gedankt sei dem Trägerunternehmen des St. Joseph-Krankenhauses – den Alexianern.

Und nicht zuletzt danke ich den Menschen, die ich als Patienten begleiten durfte und darf und von deren Erfahrungen ich jeden Tag wieder aufs Neue lerne.

Verwendete Literatur

Adli, Mazda: *Stress and the City. Warum Städte uns krank machen. Und warum sie trotzdem gut für uns sind.* Mit Illustrationen von Florian Dengler. München 2017.

Bachmann, Ingeborg: *»Male oscuro«. Aufzeichnungen aus der Zeit der Krankheit. Traumnotate, Briefe, Brief- und Redeentwürfe.* Hg. von Isolde Schiffermüller und Gabriella Pelloni. München (u. a.) und Berlin 2017.

Bahlmann, Johannes, Matthias C. Angermeyer und Georg Schomerus: »Burnout« statt »Depression« – eine Strategie zur Vermeidung von Stigma? In: *Psychiatrische Praxis* 40 (2013), S. 78–82.

Berndt, Christina: Wahn und Wirklichkeit. In: *Psyche im Fokus* 3 (2015), Heft 2, S. 12–15.

Ehrenberg, Alain: *Das erschöpfte Selbst. Depression und Gesellschaft in der Gegenwart.* Aus dem Französischen von Manuela Lenzen und Martin Klaus. Neuausgabe. Frankfurt/M. und New York 2015.

Fahmüller, Eva-Maria: Geniale Psychopathen, labile Kommissare. In: *Psyche im Fokus* 3 (2015), Heft 3, S. 32 f.

Finzen, Asmus: Tiefverwurzelte Einstellungen verändern. In: *Psyche im Fokus* 2 (2014), Heft 2, S. 8–11.

Fischer, Frank: *Irrenhäuser. Kranke klagen an.* München (u. a.) 1969.

Frances, Allen: *Normal. Gegen die Inflation psychiatrischer Dia-*

gnosen. Aus dem Englischen von Barbara Schaden. Mit einem Nachwort von Geert Keil. Köln 2013.

Freud, Sigmund: *Werkausgabe in zwei Bänden.* Hg. und mit Kommentaren versehen von Anna Freud und Ilse Grubrich-Simitis. Frankfurt/M. 1978.

Fuhljahn, Heide: *Kalt erwischt. Wie ich mit Depressionen lebe und was mir hilft.* München 2013.

Goffman, Erving: *Asyle. Über die soziale Situation psychiatrischer Patienten und anderer Insassen.* Aus dem Amerikanischen von Nils Lindquist. Frankfurt/M. 1973.

Goffman, Erving: *Stigma. Über Techniken der Bewältigung beschädigter Identität.* Aus dem Amerikanischen von Frigga Haug. Frankfurt/M. 1975.

Grün, Anselm: *Exerzitien für den Alltag. Meditationen, Anleitung zur Übung.* Münsterschwarzach 1996.

Häfner, Heinz: Psychiatriereform in Deutschland. Vorgeschichte, Durchführung und Nachwirkungen der Psychiatrie-Enquête. Ein Erfahrungsbericht. In: *Heidelberger Jahrbücher Online* 1 (2016), S. 119–145.

Hauth, Iris, Peter Falkai und Arno Deister (Hg.): *Psyche – Mensch – Gesellschaft. Psychiatrie und Psychotherapie in Deutschland: Forschung, Versorgung, Teilhabe.* Berlin 2017. Darin:

Frank Jacobi und Susanne Müllender: Psychische Störungen als individuelles und gesellschaftliches Gesundheitsproblem, S. 1–11;

Peter Falkai und Andrea Schmitt: Warum werden Menschen psychisch krank?, S. 15–23;

Wolfgang Maier: Lebenskrise oder Krankheit? Psychische Störungen richtig diagnostizieren, S. 31–47;

Sabine C. Herpertz: Psychische Erkrankungen sind behandelbar – Möglichkeiten, Erfolge, Grenzen, S. 51–60;

Iris Hauth: Versorgung neu gedacht, S. 61–71;

Andreas Meyer-Lindenberg: Psychische Störungen: Herausforderung der Forschung, S. 75–84;

Joachim Klosterkötter: Psychische Krankheiten verhindern, S. 87–100;
Manfred Wolfersdorf, Barbara Schneider, Ulrich Hegerl und Armin Schmidtke: Suizidprävention, S. 101–109;
Arno Deister: Aufgaben der Psychiatrie und Psychotherapie, S. 125–135;
Nahlah Saimeh: Was ist Forensische Psychiatrie?, S. 137–142;
Sabine Müller und Andreas Heinz: Menschenrechte in der Psychiatrie, S. 143–154;
Thomas Pollmächer: Selbstbestimmung in der Psychiatrie (Patientenautonomie), S. 155–161;
Katarina Stengler und Steffi G. Riedel-Heller: Arbeit und psychische Gesundheit – oder: Wann macht Arbeit krank?, S. 185–190;
Meryam Schouler-Ocak: Psychisch kranke Migranten – die transkulturelle Psychiatrie in Deutschland, S. 201–211.

Heinz, Andreas: Der Begriff psychischer Krankheit in Psychiatrie und Psychotherapie. In: *Der Nervenarzt* 86 (2015), S. 7 f.

Hertwig, Ralph: Grenzen der Selbstoptimierung. In: *Psyche im Fokus* 1 (2013), Heft 3, S. 11–13.

Heydendorff, Steffen Conrad von und Harald Dreßing: Mediale Stigmatisierung psychisch Kranker im Zuge der »Germanwings«-Katastrophe. In: *Psychiatrische Praxis* 43 (2016), S. 134–140.

Heydendorff, Steffen Conrad von und Harald Dreßing: Riskante Berichte verstärken Stigma. In: *Psyche im Fokus* 4 (2016), Heft 2, S. 32 f.

Hirschhausen, Eckart von: *Glück kommt selten allein*. Reinbek bei Hamburg 2009.

Hoff, Paul: Ein schwieriger Spagat. In: *Psyche im Fokus* 5 (2017), Heft 2 (Sonderausgabe), S. 56–58.

Hofmann, Annegret: Sie tickt anders – er auch. In: *Psyche im Fokus* 4 (2016), Heft 2, S. 8–11.

Holm-Hadulla, Rainer M. und Andreas Draguhn (Hg.): *Die vielen*

Gesichter der Depression. Ursachen, Erscheinungsformen und Behandlungsweisen. Heidelberg 2015.

Hygge – Einfach glücklich sein. Das Magazin für das einfache Glück. Heft 1 (2017).

Klein, Jan Philipp, Gabriel Gerlinger, Christine Knaevelsrud (u. a.): Internetbasierte Interventionen in der Behandlung psychischer Störungen. Überblick, Qualitätskriterien, Perspektiven. In: *Der Nervenarzt* 87 (2016), S. 1185–1193.

Maier, Josephina: Gedanken im Leerlauf. In: *Gehirn & Geist.* Heft 9 (2000), S. 60–63.

Maier, Wolfgang, Iris Hauth, Mathias Berger und Henning Saß: Zwischenmenschliche Gewalt im Kontext affektiver und psychotischer Störungen. In: *Der Nervenarzt* 87 (2016), S. 53–68.

Menke, Christoph und Juliane Rebentisch (Hg.): *Kreation und Depression. Freiheit im gegenwärtigen Kapitalismus.* Berlin 2010.

Neckel, Sighard und Greta Wagner (Hg.): *Leistung und Erschöpfung. Burnout in der Wettbewerbsgesellschaft.* Berlin 2013.

Nolte, Anke: Die Zukunft der Arbeit. In: *Psyche im Fokus* 5 (2017), Heft 1, S. 8–11.

Obiols, Juan: *Antipsychiatrie. Das neue Verständnis psychischer Krankheit.* Reinbek bei Hamburg 1978.

Ramge, Astrid: Fair Media – Für die Menschen, gegen Stigmatisierung. In: *Psyche im Fokus* 4 (2016), Heft 1, S. 32 f.

Rapp, Michael A., Andreas Heinz und Andreas Meyer-Lindenberg: Machen Städte unsere Psyche krank? In: *Psyche im Fokus* 3 (2015), Heft 2, S. 8–11.

Rosa, Hartmut: Beschleunigung und Depression – Überlegungen zum Zeitverhältnis der Moderne. In: *Psyche* 65 (2011), S. 1041–1059.

Safranski, Rüdiger: *Das Böse oder Das Drama der Freiheit.* München 1997.

Saimeh, Nahlah: Pflichtlektüre für forensische Psychiater. In: *Psyche im Fokus* 3 (2015), Heft 1, S. 28.

Saint-Exupéry, Antoine de: *Der kleine Prinz*. Mit Zeichnungen des Verfassers. Ins Deutsche übertragen von Grete und Josef Leitgeb. Düsseldorf 1998.

Schäfer, Christian (Hg.): *Was ist das Böse? Philosophische Texte von der Antike bis zur Gegenwart*. Stuttgart 2014.

Schomerus, Georg und Matthias C. Angermeyer: Psychiatrie – endlich entstigmatisiert? Einstellungen der Öffentlichkeit zur psychiatrischen Versorgung 1990–2011. In: *Psychiatrische Praxis* 40 (2013), 59–61.

Schomerus, Georg, C. Schwahn, A. Holzinger (u. a.): Evolution of public attitudes about mental illness: a systematic review and meta-analysis. In: *Acta Psychiatrica Scandinavica* 125 (2012), S. 440–452.

Schott, Heinz und Rainer Tölle: *Geschichte der Psychiatrie. Krankheitslehren, Irrwege, Behandlungsformen*. München 2005.

Schouler-Ocak, Meryam, Marion Christina Aichberger, Simone Penka (u. a.): Psychische Störungen bei Menschen mit Migrationshintergrund in Deutschland. In: *Bundesgesundheitsblatt – Gesundheitsforschung – Gesundheitsschutz* 58 (2015), S. 527–532.

Slunecko, Thomas (Hg.): *Psychotherapie. Eine Einführung*. Wien 2009.

Stoppe, Gabriela, Anke Bramesfeld, Friedrich-Wilhelm Schwartz (Hg.): *Volkskrankheit Depression? Bestandsaufnahme und Perspektiven*. Mit 32 Abbildungen und 45 Tabellen. Heidelberg 2006.

Utsch, Michael: Glaube kann schützen, aber auch schaden. In: *Psyche im Fokus* 3 (2015), Heft 3, S. 38–40.

Utsch, Michael: Religiosität und Spiritualität in der Psychiatrie. In: *Psyche im Fokus* 2 (2014), Heft 2, S. 30.

Voderholzer, Ulrich: Wie gesellschaftliche Trends die Gesundheit beeinflussen. In: *Psyche im Fokus* 4 (2016), Heft 3, S. 8–11.

Wallace, David Foster: *Der Planet Trillaphon im Verhältnis zur Üblen Sache*. Aus dem amerikanischen Englisch von Ulrich Blumenbach. Köln 2015. Zitat auf S. 54 f.: © Kiepenheuer & Witsch 2015.

Leitlinien

S3-Leitlinie / Nationale Versorgungs-Leitlinie Unipolare Depression (Langfassung). 2. Auflage 2015. Abrufbar unter: https://www.dgppn.de/_Resources/Persistent/d689bf8322a5bf507bcc546eb9d61ca566527f2f/S3-NVL_depression-2aufl-vers5-lang.pdf *(Letzter Zugriff am 16.12.2017)*

Patienten-Leitlinie zur Nationalen Versorgungs-Leitlinie Unipolare Depression. 2. Auflage, Dezember 2016. Version 2. Abrufbar unter: https://www.dgppn.de/_Resources/Persistent/ca8159ee2faef0454c0e1533491f5fb21d3b358b/Patientenleitlinie_depression-2aufl-vers1-pll.pdf *(Letzter Zugriff am 16.12.2017)*

Bandelow, B. (u. a.): S3-Leitlinie zur Behandlung von Angststörungen. Stand 15.4.2014. Abrufbar unter: https://www.dgppn.de/_Resources/Persistent/0c2fc607fa678377a9efb4f13d5ce7007f2c43d0/S3-LL_Lang_Angstst%C3%B6rungen_2014.pdf *(Letzter Zugriff am 16.12.2017)*

Patienten-Leitlinie Behandlung von Angststörungen. Abrufbar unter: https://www.dgppn.de/_Resources/Persistent/6f8cf3603e295e41e8db90c3066e985e9f2f75c9/S3-LL-Angstst%C3%B6rungen_Patientenleitlinie.pdf *(Letzter Zugriff am 16.12.2017)*

Adressen und Telefonnummern

Informationen
Netz psychische Gesundheit
www.psychenet.de

Neurologen und Psychiater im Netz – Das Informationsportal zur psychischen Gesundheit und zu Nervenerkrankungen
www.neurologen-und-psychiater-im-netz.org

Beratung
Depressionshilfe – Informationen und Hinweise rund um die Erkrankung Depression
Info-Telefon: 0800 334 45 33
www.deutsche-depressionshilfe.de

Beratung erfolgt auch durch die sozialpsychiatrischen Dienste der kommunalen Gesundheitsämter sowie durch psychosoziale Beratungsstellen.

Bei der Suche nach einem Facharzt für Psychiatrie und Psychotherapie oder nach einem ärztlichen oder psychologischen Psychotherapeuten empfiehlt sich die Kontaktaufnahme mit der Landesärztekammer, der Psychotherapeutenkammer oder der Kassenärztlichen Vereinigung der jeweiligen Bundesländer.

Beratung für Angehörige
Das SeeleFon vom Bundesverband der Angehörigen psychisch Kranker (BApK)
Telefon: 01805 95 09 51 oder 0228 71 00 24 24
E-Mail: seelefon@psychiatrie.de

Selbsthilfegruppen
Nationale Kontakt- und Informationsstelle zur Anregung und Unterstützung von Selbsthilfegruppen (NAKOS)
Telefon: 030 31 01 89 60

Erste Hilfe im Notfall
Telefonseelsorge: Telefonische Erstberatung, Mailberatung, Chatberatung
Telefon: 0800 111 01 11 oder 0800 111 02 22
www.telefonseelsorge.de

Hilfe leisten auch der sozialpsychiatrische Dienst der jeweiligen kommunalen Gesundheitsämter sowie die örtlichen Kliniken für Psychiatrie und Psychotherapie.

Bei akuter Gefahr, auch nachts: 112 (Rettungsdienst)